内科医に役立つ!
誰も教えてくれなかった
尿検査のアドバンス活用術

上田 剛士　洛和会丸太町病院救急・総合診療科　部長

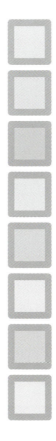

医学書院

【著者略歴】

上田 剛士 *Takeshi Ueda*

2002 年 3 月　名古屋大学医学部卒業
2002 年 4 月より名古屋掖済会病院研修医
2004 年 4 月より名古屋掖済会病院救急専属医
2005 年 5 月より京都医療センター総合内科レジデント
2006 年 6 月より洛和会音羽病院総合診療科
2010 年 4 月より洛和会丸太町病院救急・総合診療科
2012 年 4 月より同　医長
2016 年 4 月より広島大学病院　総合内科・総合診療科　客員准教授
2016 年 9 月より洛和会丸太町病院救急・総合診療科　副部長
2018 年 4 月より同　部長

内科医に役立つ！
誰も教えてくれなかった尿検査のアドバンス活用術

発　行　2019 年 11 月 15 日　第 1 版第 1 刷©
　　　　2020 年 4 月 15 日　第 1 版第 3 刷
著　者　上田剛士
発行者　株式会社　医学書院
　　　　代表取締役　金原　俊
　　　　〒113-8719　東京都文京区本郷 1-28-23
　　　　電話　03-3817-5600（社内案内）
印刷・製本　横山印刷

本書の複製権・翻訳権・上映権・譲渡権・貸与権・公衆送信権（送信可能化権
を含む）は株式会社医学書院が保有します.

ISBN978-4-260-03954-3

本書を無断で複製する行為（複写, スキャン, デジタルデータ化など）は, 「私
的使用のための複製」など著作権法上の限られた例外を除き禁じられています.
大学, 病院, 診療所, 企業などにおいて, 業務上使用する目的（診療, 研究活
動を含む）で上記の行為を行うことは, その使用範囲が内部的であっても, 私的
使用には該当せず, 違法です. また私的使用に該当する場合であっても, 代行
業者等の第三者に依頼して上記の行為を行うことは違法となります.

JCOPY 〈出版者著作権管理機構　委託出版物〉
本書の無断複製は著作権法上での例外を除き禁じられています.
複製される場合は, そのつど事前に, 出版者著作権管理機構
（電話 03-5244-5088, FAX 03-5244-5089, info@jcopy.or.jp）の
許諾を得てください.

はじめに

　今思い返せば尿検査の魅力に取りつかれたのは初期研修医の時でした。当時の研修先である名古屋掖済会病院の腎臓内科部長を務められていた瀬嵜 良三先生（現医療法人有心会おおぞねメディカルクリニック院長）はすべての研修医に尿所見の読み方を丁寧に教えて下さいました。そこで学んだ尿所見の読み方は，筆者がその後，総合診療の道を歩む上で大きな糧となりました。腎臓の問題については，腎臓が頑張れなかった最終結果を血液検査で確認するよりも，腎臓が頑張れていない様子を尿検査で確認するほうが早期に病態を正確に把握できることが多いからです。尿検査という簡便，迅速，安価でローテクニックとも言える代物は，使い方によってはハイパフォーマンスな検査だったのです。

　本書では一般内科医にお役立て頂きやすいように，尿定性所見を中心に解説をしています。一般臨床で役立つことを第一に考えた結果，尿臭や肉眼的所見といった臨床所見も取扱うことに致しました。一方で，尿沈渣や尿電解質に関しては遭遇頻度の高い急性腎障害や低 Na 血症などにポイントを絞って解説していますので，一般内科医にとっても抵抗感なくお読み頂けると考えています。

　尿検査の魅力に取りつかれたとはいえ，若輩者である筆者が本書を発刊するにあたっては洛和会京都医学教育センター 所長（洛和会音羽病院副院長兼務）の酒見 英太先生に並々ならぬお力添えを頂きました。本書の元となった雑誌『総合診療』の連載「I LOVE Urinalysis シンプルだけどディープな尿検査の世界」の原稿を善意にて高閲頂きましたことを，この場を借りて心底より感謝申し上げます。

　本書が臨床で活躍する若手医師，医療資源の乏しい環境で頑張られている医師，あるいはせっかちで検査結果を待ち切れない医師のお役に立てたなら，筆者としては望外の喜びです。

2019 年 11 月吉日

上田剛士

目　次

はじめに iii

第 **1** 章　尿所見で慢性腎臓病（CKD）を予測する 1

第 **2** 章　その尿蛋白は淡白か？　濃厚か？ 7

第 **3** 章　あんな蛋白尿，こんな蛋白尿 14

第 **4** 章　その尿潜血「陽性」は本物か？ 21

第 **5** 章　血尿の 4 大原因とは？ 27

第 **6** 章　「尿の濃さ」を濃厚にみる 34

第 **7** 章　腎前性腎不全の判断に FENa は万能か？ 39

第 **8** 章　ちゃんと尿の pH をみていますか？ 48

第 **9** 章　尿路感染の起因菌は何か？ 56

第 **10** 章　この尿は臭う。何かあるぞ。 66

第 **11** 章　尿糖は本当に甘い？ 73

第 **12** 章　尿ケトン体がケトアシドーシスでも陰性となる時 77

第 **13** 章　尿ビリルビン・尿ウロビリノーゲン 82

第 **14** 章　薬剤による着色尿 87

第 **15** 章　妊婦の尿検査からわかること 96

第 **16** 章　年齢が違えば注意すべき疾患も全く異なる 108

第 **17** 章　低ナトリウム血症をみたら尿をみろ 114

第 **18** 章　低カリウム血症をみたら尿をみろ 120

第 **19** 章　髄膜炎？　尿試験紙でしょ！ 128

第**20**章　涙にも鼻水にも尿試験紙を 134

第**21**章　喀痰に尿試験紙?! 140

第**22**章　経管栄養するなら尿試験紙を! 145

第**23**章　胸水にだって尿試験紙! 151

第**24**章　腹水にも尿試験紙を! 155

第**25**章　関節液にも,爪にも,血液にも尿試験紙を! 158

---

column

1日に排泄されるクレアチニンは何mg?	13
脂肪塞栓症における3のルール	19
横紋筋融解症の診断と治療に尿潜血を	25
ヘモジデリン尿と血管内溶血	32
FENa<1%であるかどうかを迅速に推測する方法	44
急性腎障害のバイオマーカー	45
好酸球尿の意義	46
代謝性アルカローシスにおける低い尿Cl値は嘔吐を示唆する	54
性感染症における尿試験紙の役割	63
尿から空気が一緒に出たら	71
呼気臭から尿毒症かどうか,透析後かどうかまでわかる?!	72
薬物・毒物を疑えば尿検査	93
ミルクのような尿をみたら	94
妊娠反応検査は血液で?	103
絨毛膜羊膜炎の診断にも尿試験紙を	104
妊婦腟分泌物のpHからわかること	105
スポット尿でNaやKの経口摂取量は予測できるか?	119
高カリウム血症における尿所見	127
髄液検査を迅速に行うべき理由	132

略語一覧 163

巻末付録:尿以外の検体への尿試験紙法の応用 .. 165

索引 167

1 尿所見で慢性腎臓病（CKD）を予測する

Case

患　者：62歳，男性。
現病歴：突然発症の胸背部痛にて救急車を要請した。疼痛は体動で増悪せず。冷汗あり。
既往歴：特記すべき既往なし。健診で「脂質異常症」以外の異常は指摘されたことがない。
服薬歴：なし。
喫煙歴：20本/日×40年
飲酒歴：ビール500 mL/日
バイタルサイン：血圧133/75 mmHg（右上肢），120/71 mmHg（左上肢），心拍数93回/分，呼吸数20回/分，SpO₂ 98%（室内気），体温36.1℃。
心電図：正常範囲
胸部単純X線写真：縦隔拡大あり
心臓超音波検査：左室収縮能良好。大動脈に解離腔は描出せず。

	尿定性
比重	1.015
pH	6.5
尿蛋白	−
尿糖	−
ケトン体	−
尿潜血	−
ウロビリノーゲン	±
ビリルビン	−
白血球	−
亜硝酸塩	−

Q 大動脈解離を疑い，造影CTを行いたいのですが，採血結果は未着で，腎機能が判断できません。あなたならどうしますか？

蛋白尿と血尿は末期腎不全予測因子

蛋白尿の存在は，10年後の末期腎不全の発症を非常に強く予測します（図1-1）。蛋白尿の存在は，年齢・性別・血圧よりも，末期腎不全に対する強い予測因子です。糖尿病患者や高血圧症患者では，蛋白尿の頻度が健常者と比較して高くなりますが[2]，その場合には腎障害の存在が懸念され，腎保護（十分な降圧やレニン・アンジオテンシン系阻害薬の投与）を検討する必要があります。また，血尿も蛋白尿ほどではありませんが，末期腎不全の発症予測因子です。

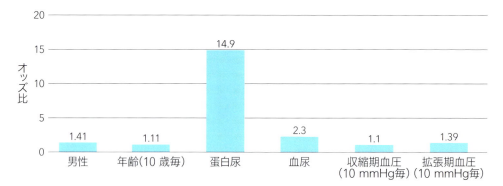

図1-1 末期腎不全発症の予測因子
Iseki K, et al : Risk of developing end-stage renal disease in a cohort of mass screening. Kidney Int 49(3) : 800-805, 1996. PMID 8648923 より作成

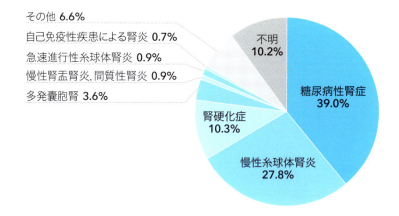

図1-2 透析導入となった原因疾患
新田孝作, 他：わが国の慢性透析療法の現況（2017年12月31日現在）. 日本透析医学会雑誌 51(12) : 699-766, 2018 より作成

腎不全の原因疾患は検尿次第!?

　日本においては透析導入原因疾患の第1位は糖尿病性腎症です。慢性糸球体腎炎が第2位で、腎硬化症は第3位となっています（図1-2）。特に、糖尿病性腎症や慢性糸球体腎炎では、尿所見に異常を認めやすいため、尿検査の意義が高いといえます。

　一方、海外では原因疾患の頻度が異なる場合も少なくありません。たとえばブラジルでは、透析導入原因疾患は多い順に腎硬化症、糖尿病性腎症、慢性糸球体腎炎となっています[4]。日本と比べて糖尿病性腎症の比率が低いのは、人種や生活習慣の違いが関与していると考えられますが、ブラジルで腎硬化症が慢性糸球体腎炎より2倍以上多い理由は、それだけでは説明が困難です。この疫学の違いは、"検尿の文化"も関与しています。

　腎硬化症も慢性糸球体腎炎も、進行すると高血圧・蛋白尿・腎不全を高頻度に呈します

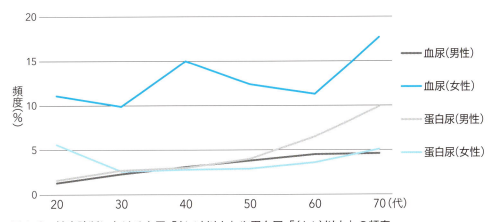

図 1-3 健康診断における血尿「(1+)以上」や蛋白尿「(1+)以上」の頻度
Kawamura T, et al : Significance of urinalysis for subsequent kidney and urinary tract disorders in mass screening of adults. Intern Med 34(6) : 475-480, 1995. PMID 7549127 より作成

ので，腎不全患者に高血圧と蛋白尿を認めても，腎硬化症なのか慢性糸球体腎炎なのかは判断が困難なことがあります．しかし，高血圧が先に出現していれば腎硬化症，蛋白尿（や血尿）が先に出現していれば慢性糸球体腎炎と，推測することができます．日本では1974 年に世界に先駆けて学校検尿が導入された経緯もあり，蛋白尿がいつから出現したか，判断できることが多いのです．一方，学校検尿の制度のない海外では，慢性糸球体腎炎であったとしても，高血圧と腎不全のコンビネーションから，腎硬化症と判断されている可能性があるというわけです．なお，日本における尿検診は，慢性糸球体腎炎による若年者の透析導入を減らすことも報告されています[5]．

血尿や蛋白尿の頻度

健常者 10 万人超のデータからは，蛋白尿が「(1+)以上」となるのは 5.4％の頻度ですが，「(±)」まで含むと 15.2％となります．また血尿が「(1+)以上」となるのは 10％，「(±)」まで含むと 18.9％です[6]．血尿の頻度が高い理由としては，女性において経血混入や細菌感染による血尿が関与していると考えられ，女性の血尿を除けば「(1+)以上」となるのは 5％程度です（図 1-3）．

蛋白尿も血尿も(±)は陰性扱い

それでは，健診において，蛋白尿や血尿はどの程度から「陽性」とみなすべきでしょうか？
17 年後の末期腎不全発症率を調べた研究において，蛋白尿も血尿も(±)の場合はいずれも(−)である時と比較して，末期腎不全発症率に差がないことが示されています（図1-4 の色囲み箇所）．前述のように蛋白尿や血尿で(±)となるのは，それぞれ健診対象者

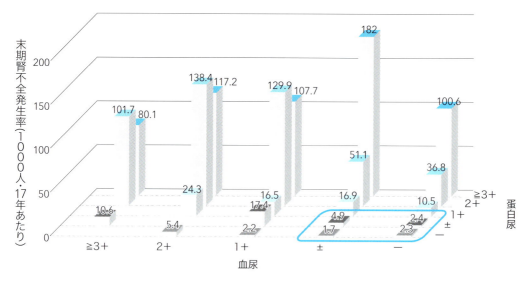

図 1-4　蛋白尿と血尿の程度による末期腎不全発症の予測
Iseki K, et al : Proteinuria and the risk of developing end-stage renal disease. Kidney Int 63(4) : 1468-1474, 2003. PMID 12631363 より作成

の 15.2%, 18.9% にも及ぶため, 偽陽性を減らすため, (±)は陰性として扱い,「(1+)以上」を「陽性」と扱います。一方, 尿蛋白が「(2+)以上」あれば, 末期腎不全発症リスクは非常に高くなります。

尿所見による腎組織像の予測

　蛋白尿のみを呈しやすい腎疾患には, 糖尿病性腎症, 微小変化群, 膜性腎症などがあり, 血尿のみを呈しやすい腎疾患には, IgA 腎症, 菲薄基底膜病などがあります。膜性増殖性糸球体腎炎や感染後糸球体腎炎, ANCA (antineutrophil cytoplasmic antibody) 関連血管炎では, 蛋白尿と血尿がさまざまな割合で認められます。
　このように尿所見により, 腎障害の原因疾患を推測することができます(図 1-5)。
　一方, 囊胞腎, 腎硬化症, 間質性腎炎や痛風腎は, 尿所見に乏しいことが多い疾患です。

蛋白尿も血尿も(−)であれば腎障害の可能性は低い

　蛋白尿や血尿は, 腎機能障害の予測因子であることから推測されるように, 蛋白尿も血尿がなければ, 現在の腎機能障害(GFR 低下)の可能性は低くなります。救急外来を受診した 1,000 例以上の症例を対象に行われた研究では, 尿蛋白と尿潜血が(−)であれば, 血清 Cr>1.5 mg/dL となる可能性は 5% 未満でした(表 1-1)。
　冒頭の Case は大動脈解離の可能性が高く, 腎機能障害の可能性は低いとの判断で, リ

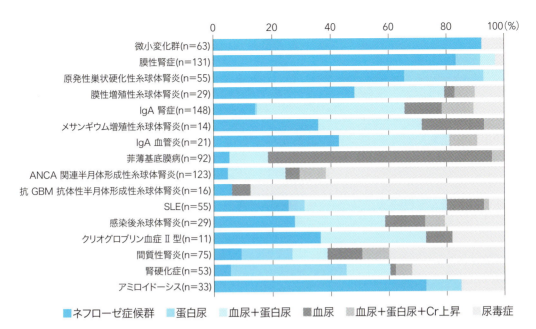

図 1-5　腎組織像ごとの臨床所見の違い
Cr 上昇とは Cr 1.36〜3.39 mg/dL を指す。IgA 腎症の尿所見は血尿のみのことが多いが，上図では腎生検された症例のみというバイアスが存在することに注意する。

van Paassen P, et al : Signs and symptoms of thin basement membrane nephropathy : a prospective regional study on primary glomerular disease-The Limburg Renal Registry. Kidney Int 66(3) : 909-913, 2004. PMID 15327380 より作成

表 1-1　救急外来を受診した成人症例における血清 Cr＞1.5 mg/dL の予測

	症例数	感度	特異度	LR＋	LR−	PPV	NPV
尿蛋白か尿潜血が(±)以上	2,421 例[9]	85 (80〜90)	41 (39〜43)	1.4 (1.4〜1.5)	0.36 (0.26〜0.48)	14%	96.2%
	5,416 例[10]	85 (82〜88)	34 (33〜35)	1.3 (1.2〜1.3)	0.43 (0.35〜0.53)	13%	95.3%
尿蛋白か尿潜血が(1＋)以上	1,354 例[11]	66 (58〜73)	59 (56〜61)	1.6 (1.4〜1.8)	0.58 (0.47〜0.72)	18%	92.7%

LR＋：陽性尤度比，LR−：陰性尤度比，PPV：陽性的中率，NPV：陰性的中率

Firestone D, et al : Can urine dipstick be used as a surrogate for serum creatinine in emergency department patients who undergo contrast studies- J Emerg Med 33(2) : 119-122, 2007. PMID 17692759
Shah K,et al : Can urine dipstick predict an elevated serum creatinine? Am J Emerg Med 28(5) : 613-616, 2010. PMID 20579559
Firestone DN, et al : Use of a urine dipstick and brief clinical questionnaire to predict an abnormal serum creatinine in the emergency department. Acad Emerg Med 16(8) : 699-703, 2009. PMID 19500077 より作成

スク・ベネフィットを説明のうえ，採血結果を待たずに造影 CT を行い，大動脈解離の確定診断に至りました。その後判明した血清 Cr は，0.78 mg/dL と正常でした。

- 尿蛋白が(2＋)以上あれば，腎障害が出現・進行する可能性が非常に高い．

- 尿蛋白(±)以下で，尿潜血(±)以下であれば，将来腎障害が出現・進行する可能性は低い．

- 尿潜血も尿蛋白も(－)ならば，腎機能は正常であることが多い．

文献

1) Iseki K, et al : Risk of developing end-stage renal disease in a cohort of mass screening. Kidney Int 49(3) : 800-805, 1996. PMID 8648923
2) Yamagata K, et al : Chronic kidney disease perspectives in Japan and the importance of urinalysis screening. Clin Exp Nephrol 12(1) : 1-8, 2008. PMID 18175065
3) 新田孝作，他：わが国の慢性透析療法の現況（2017年12月31日現在）．日本透析医学会雑誌 51(12) : 699-766, 2018.
4) de Moura L, et al : Dialysis for end stage renal disease financed through the Brazilian National Health System, 2000 to 2012. BMC Nephrol 15 : 111, 2014. PMID 25008169
5) Yamagata K, et al : Age distribution and yearly changes in the incidence of ESRD in Japan. Am J Kidney Dis 43(3) : 433-443, 2004. PMID 14981601
6) Iseki K, et al : Proteinuria and the risk of developing end-stage renal disease. Kidney Int 63(4) : 1468-1474, 2003. PMID 12631363
7) Kawamura T, et al : Significance of urinalysis for subsequent kidney and urinary tract disorders in mass screening of adults. Intern Med 34(6) : 475-480, 1995. PMID 7549127
8) van Paassen P, et al : Signs and symptoms of thin basement membrane nephropathy : a prospective regional study on primary glomerular disease-The Limburg Renal Registry. Kidney Int 66(3) : 909-913, 2004. PMID 15327380
9) Firestone D, et al : Can urine dipstick be used as a surrogate for serum creatinine in emergency department patients who undergo contrast studies- J Emerg Med 33(2) : 119-122, 2007. PMID 17692759
10) Shah K, et al : Can urine dipstick predict an elevated serum creatinine? Am J Emerg Med 28(5) : 613-616, 2010. PMID 20579559
11) Firestone DN, et al : Use of a urine dipstick and brief clinical questionnaire to predict an abnormal serum creatinine in the emergency department. Acad Emerg Med 16(8) : 699-703, 2009. PMID 19500077

2 その尿蛋白は淡白か？濃厚か？

Case

患　者：24歳，女性。
現病歴：2日前からの発熱，咳，関節痛。頻尿・残尿感・排尿時痛はない。

	尿定性
比重	1.030
pH	6.5
蛋白	2+
糖	−
ケトン体	−
潜血	−
ウロビリノーゲン	正常
ビリルビン	−
白血球	−
亜硝酸塩	−

Q 上記の「尿蛋白」の原因には，何が考えられるでしょうか？

"尿の泡立ち"があれば「蛋白尿」を疑う

　古代ギリシャでは，尿の性状を見た目で判断しており，尿検査のことを「uroscopy〔uro（尿）＋scopy（観察）〕」と呼ぶことがあります。たとえば，ヒポクラテスは著書『Aphorisms（金言）』で，尿が泡立つことに関する記載を残しています。尿蛋白が多いと，表面張力が増して泡立ちやすくなり[1]，ネフローゼ症候群の診断に有用な可能性があります[2]（図2-1）。このことはアルブミン製剤が泡立ちやすい様子からも，理解することができます。

　しかし，"尿の泡立ち"は濃縮尿（たとえば早朝尿）でも出現しうるため，残念ながら"尿の泡立ち"の自覚があっても，200 mg/gCr以上の蛋白尿がある可能性は22％しかなく，診断特性が高いわけではありません[3]。

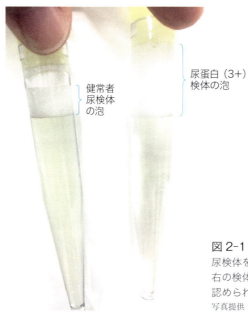

図 2-1　尿蛋白があると泡立ちやすい
尿検体を振盪すると，健常者の尿（左の検体）と比較して，右の検体〔蛋白尿（3＋；10 g/日）〕では細かい泡が長期間認められた。
写真提供：竹山脩平医師

表 2-1　蛋白尿の原因と蛋白尿の程度

尿蛋白量	蛋白尿の原因
150 mg/日以下	正常範囲
1.0 g/日以下	生理的（機能性）蛋白尿
2.5 g/日以下	尿細管障害による蛋白尿
3.5 g/日以上	ネフローゼ症候群

尿蛋白の程度

　糸球体係蹄壁を透過する低分子蛋白は，そのほとんどが尿細管で再吸収されるため，正常では尿中に排泄される蛋白は，尿細管で分泌される Tamm-Horsfall 蛋白などを中心に 40～80 mg/日のみで，尿蛋白排泄量が 150 mg/日以上の場合は「異常」と考えます。蛋白尿の程度はその原因により，ある程度決まってきます（表 2-1）。

　蛋白尿が 1 g/日までであれば，生理的（機能性）蛋白尿の可能性があります。これには起立性蛋白尿，発熱時の熱性蛋白尿[4, 5]，運動性蛋白尿[6]などが含まれます。起立性蛋白尿の機序は不明ですが，nutcracker 症候群による腎うっ血[7]，腎下垂や遊走腎などによる腎血流変化などが想定されています。起立性蛋白尿は，10 代の蛋白尿の 75％，無症候性蛋白尿の 90％を占め，有病率は 2.5～5％と推測されている高頻度の病態です[8]。健診で尿蛋白が陽性となった場合は，起立性蛋白尿を否定するために，まずは早朝尿検体での再検査が薦められます。

　慢性腎臓病患者に対して腎生検をするか否かに明確な基準はありませんが[9]，尿蛋白が 0.5～1 g/日以上であることが 1 つの目安とされています[10]。

　尿細管障害による蛋白尿では，尿蛋白量は 2.5 g/日以上とはなりにくく，2.5 g/日以上

表 2-2　尿試験紙法による尿蛋白検出

尿蛋白定性	±	+	2+	3+		4+
蛋白濃度 (mg/dL)	15	30	100	300 (250〜300)		1,000

市販されている尿試験紙 11 製品の添付文書より作成

あれば糸球体疾患を考えます。また，尿蛋白量が 3.5 g/日以上あればネフローゼ症候群を考えます。

尿試験紙法による蛋白尿の検出

1 日尿量を 1 L（10 dL）と仮定した場合，正常上限の 150 mg/日の蛋白尿は，15 mg/dL の濃度となります。これは尿蛋白（±）に相当するため（表 2-2），尿蛋白は（＋）から陽性と判断するのが一般的です。

血液が 0.1〜0.2% 混入すると，肉眼的血尿になります。もし顕微鏡的血尿があったとしても，血液混入による尿蛋白は 7〜14 mg/dL 未満（血清蛋白は 7 g/dL と仮定）となりますので，顕微鏡的血尿の有無で，尿蛋白の判定が左右されることは稀です。

尿試験紙法による尿蛋白偽陽性は pH≧8.0，造影剤使用後などで知られています。また精液混入で尿蛋白や尿潜血が陽性化することがあり，特に男性では，性行為後の尿道に残存した分泌物により，翌日早朝尿検体の 3 割で尿蛋白が陽性となるという報告があります[11]。

随時尿での尿蛋白量評価

尿蛋白の濃度がわかっても，随時尿検査では尿量がわかりませんので，1 日尿蛋白量を直接計算することはできません。

正確な尿蛋白の定量には蓄尿検査が必要ですが，必ずしも簡便な方法とはいえません。そこで外来ではよく，随時尿の蛋白(g)/gCr を測定する方法が用いられます。1 日に尿中排泄される Cr を 1 g と仮定すれば，1 日尿蛋白量(g)は随時尿の蛋白(g)/gCr で推測が可能です（図 2-2）。

同様に，尿定性検査でもより正確な 1 日尿蛋白量推定が可能です。尿定性用紙ではクレアチニンの半定量が行える製品も市販されていますが，十分に普及しているとはいえず，尿比重を用いるのがよいと思われます。たとえば同じ尿蛋白（＋）であっても，尿比重が高ければ濃縮尿であり，1 日尿蛋白量はさほど多くはなく，尿比重が低ければ希釈尿であり，1 日尿蛋白量は思いのほか多い可能性があります。冒頭の Case では，尿比重が 1.030 で，尿蛋白は（2＋）ですので，尿蛋白＞500 mg/日である可能性は高いですが（表 2-3），ネフローゼレベルの蛋白尿（＞3,500 mg/日）である可能性は非常に低い（表 2-4）と

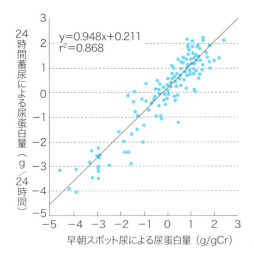

図 2-2　24 時間蓄尿とスポット尿による尿蛋白量の比較（グラフは対数表示）

$CCr≧20〜70\ mL/min/1.73\ m^2$ におけるデータ。末期腎不全や筋肉量が少ない場合は尿クレアチニン排泄量が少なく，スポット尿は過大評価しうることに注意。

Ruggenenti P, et al : Cross sectional longitudinal study of spot morning urine protein ; creatinine ratio, 24 hour urine protein excretion rate, glomerular filtration rate, and end stage renal failure in chronic renal disease in patients without diabetes. BMJ 316(7130) : 504-509, 1998. PMID 9501711 BMJ より許可を得て転載

表 2-3　蛋白尿＞500 mg の可能性（％）

	尿比重						
	1.005	1.010	1.015	1.020	1.025	1.030	1.035
尿蛋白（−）	5	5	3	2	1	5	0
尿蛋白（±）	63	25	27	7	2	0	0
尿蛋白（＋）	86	86	51	47	24	0	0
尿蛋白（2＋）	100	100	98	92	71	56	33
尿蛋白（3＋）	100	100	97	98	97	100	100

■ 可能性が高い（≧60％）
　どちらとも言えない（30〜59％）
　可能性が低い（0〜29％）

Constantiner M, et al : A dipstick protein and specific gravity algorithm accurately predicts pathological proteinuria. Am J Kidney Dis 45(5) : 833-841, 2005. PMID 15861348 より作成

判断されます。事実，後日早朝尿で再検したところ，尿蛋白は陰性であり，発熱に伴う生理的な蛋白尿であったと考えられました。

表2-4 蛋白尿＞3,000 mg の可能性（%）

	尿比重							
	1.005	1.010	1.015	1.020	1.025	1.030	1.035	1.040
尿蛋白（−）	0	0	0	0	0	0	0	
尿蛋白（±）	0	4	0	0	0	0	0	
尿蛋白（+）	0	3	3	0	0	0	0	0
尿蛋白（2+）	44	34	14	12	8	0	0	0
尿蛋白（3+）	100	78	69	62	54	60	67	50

■ 可能性が高い（≧60%）
　どちらとも言えない（30〜59%）
■ 可能性が低い（0〜29%）

Constantiner M, et al : A dipstick protein and specific gravity algorithm accurately predicts pathological proteinuria. Am J Kidney Dis 45(5) : 833-841, 2005. PMID 15861348 より作成

まとめ

- 蛋白尿があると尿が泡立ちやすいが，この病歴の有用性は低い。

- 起立性蛋白尿などの生理的蛋白尿は高頻度であり，尿検診異常では早朝尿での再検が望ましい。

- 尿蛋白定性は，尿比重と組み合わせて病的意義を推測する。

- 随時尿による尿蛋白(g)/gCr で，1日尿蛋白量は推定可能である。

文献

1) Diskin CJ, et al : Surface tension, proteinuria, and the urine bubbles of Hippocrates. Lancet 355 (9207) : 901-902, 2000. PMID 10752713

2) Dantas M, et al : Foamy urine in nephrotic syndrome. Clin Kidney J 6 (3) : 341, 2013. PMID 26064498

3) Kang KK, et al : Clinical significance of subjective foamy urine. Chonnam Med J 48 (3) : 164-168, 2012. PMID 23323222

4) Hemmingsen L, et al : Urinary excretion of ten plasma proteins in patients with febrile diseases. Acta Med Scand 201 (4) : 359-364, 1977. PMID 403746

5) Sølling J, et al : Patterns of proteinuria and circulating immune complexes in febrile patients. Acta Med Scand 212 (3) : 167-169, 1982. PMID 6756048

6) Montelpare WJ, et al : Continuous versus intermittent exercise effects on urinary excretion of albumin and total protein. J Sci Med Sport 5 (3) : 219-228, 2002. PMID 12413038

7) Mazzoni MB, et al : Renal vein obstruction and orthostatic proteinuria : a review. Nephrol Dial Transplant 26 (2) : 562-565, 2011. PMID 20656752

8) Sebestyen JF, et al : The teenager with asymptomatic proteinuria : think orthostatic first. Clin Pediatr (Phila) 50 (3) : 179-182, 2011. PMID 20837623

9) Fuiano G, et al : Current indications for renal biopsy : a questionnaire-based survey. Am J Kidney Dis 35 (3) : 448-457, 2000. PMID 10692270

10) 日本腎臓学会 (編) : エビデンスに基づく CKD 診療ガイドライン 2013. 日腎会誌 55 (5) : 585-603, 2013.

11) Hosseini SR, et al : Role of sexual intercourse in hematuria and proteinuria in males and females. Urol Int 81 (3) : 271-274, 2008. PMID 18931541

12) Ruggenenti P, et al : Cross sectional longitudinal study of spot morning urine protein ; creatinine ratio, 24 hour urine protein excretion rate, glomerular filtration rate, and end stage renal failure in chronic renal disease in patients without diabetes. BMJ 316 (7130) : 504-509, 1998. PMID 9501711

13) Constantiner M, et al : A dipstick protein and specific gravity algorithm accurately predicts pathological proteinuria. Am J Kidney Dis 45 (5) : 833-841, 2005. PMID 15861348

column

1日に排泄されるクレアチニンは何mg？

随時尿におけるクレアチニン補正では1日クレアチニン尿中排泄が1,000 mgであると仮定しています。日本人の尿中クレアチニン排泄量は男性で1.06±0.43 g/日，女性で0.71±0.27 g/日と女性に少なく，特に高齢者で排泄量は少ないです[1]。つまり女性や高齢者では1日クレアチニン排泄量が少ないため，1日排泄量を1,000 mgと仮定してしまうとさまざまな物質の尿中排泄を過大に評価してしまう可能性があります。

そこで1日クレアチニン排泄量を正確に見積もることが大切になってきます。

クレアチニン排泄量は筋肉量と相関するため年齢・性別・身長・体重から1日クレアチニン排泄量を予測すると以下の式になります[2]。

男性のクレアチニン排泄量（mg/日）
＝79.90－12.63×年齢＋15.12×体重（kg）＋7.39×身長（cm）…式①

女性のクレアチニン排泄量（mg/日）
＝74.95－4.72×年齢＋8.58×体重（kg）＋5.09×身長（cm）…式②

クレアチニン排泄量は食生活に影響を受け，肉摂取量が増加するとクレアチニン排泄量は増加することから[3]，たとえ筋肉量を正確に把握できたとしてもクレアチニン排泄量の正確な予測は困難です。式①と式②の計算値と実測値と比較してみると±2割前後は誤差の範疇と考えておいたほうがよさそうです（図1）。

そのため，正確な定量が必要な場合には蓄尿が必要ということになりますが，限界を知ったうえで使うならばスポット尿のクレアチニン補正は大変簡便であり，尿蛋白や各種薬物，内分泌ホルモンなどさまざまな物質の1日尿排泄量の予測が簡単にできるため，是非活用していただきたいと思います。

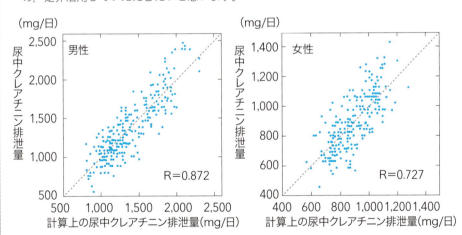

図1 年齢・性別・身長・体重から予測される日本人のクレアチニン排泄量
川崎晃一，他：尿中クレアチニン排泄量に関する研究（3）：年齢・身長・体重・除脂肪量からの24時間排泄量予測．健康科学，35-42, 1985. より作成

1) 西村泰行，他：A/C比測定時の加齢による尿中クレアチニン排泄量の変動．糖尿病 54（suppl 1）：S-227, 2011.
2) 川崎晃一，他：尿中クレアチニン排泄量に関する研究（3）：年齢・身長・体重・除脂肪量からの24時間排泄量予測．健康科学（7）：35-42, 1985.
3) 金子佳代子，他：尿中クレアチニン排泄量におよぼすタンパク質とくに獣肉摂取の影響．日本栄養・食糧学会誌 36（5）：341-345, 1983.

3

あんな蛋白尿, こんな蛋白尿

Case

患　者：49歳, 男性。
現病歴：脊柱管狭窄症の術前検査にて血清Crが1.2 mg/dLであり, 総合診療科コンサルトとなった。
TP 6.6 g/dL, Alb 4.7 g/dL, Hb 14.6 g/dLであり, グロブリン成分が少ないことが予測され, 追加測定したグロブリン分画はIgG 506 mg/dL, IgM 20 mg/dL, IgA 49 mg/dLといずれも低かった。

	尿定性
比重	1.015
pH	7.5
蛋白	±
糖	−
ケトン体	−
潜血	−
ウロビリノーゲン	正常
ビリルビン	−
白血球	−
亜硝酸塩	−

Q　あなたなら, どのような尿検査を追加しますか？

　第2章では尿蛋白全般について解説しました。今回は尿蛋白の種類による違いを取り上げます。

糸球体病変ではアルブミン尿を認めやすい

　尿蛋白が出現する機序によって, 漏出しやすい蛋白質の種類が異なります（表3-1）。
　糸球体病変ではアルブミンが主な尿蛋白の内訳で, これは尿試験紙法ではもともと検出しやすい蛋白であることに加え（図3-1）, 500 mg/日以上と比較的大量に漏出しうることから, 尿定性検査で検出しやすい異常です。アルブミン尿は糸球体病変の存在を示唆するため, 尿試験紙法で検出が困難な微量アルブミン尿（30～300 mg/日）であっても, 心血管系疾患の予測因子となります。微量アルブミン尿の測定は, 糖尿病性腎症第1期または第2期で微量アルブミン尿を疑う場合に, 3カ月に1回に限り保険算定が可能です。なお,

表 3-1　尿蛋白の種類

機序	代表的な蛋白質
慢性糸球体腎炎や糖尿病性腎症などの糸球体性病変による，糸球体係蹄壁の透過性亢進	アルブミン
間質性腎炎などの尿細管障害による，尿細管での尿蛋白再吸収の低下	β_2ミクログロブリン α_1ミクログロブリン
多発性骨髄腫などの血中異常蛋白増加により糸球体での濾過量増大，尿細管での再吸収能を超える量の低分子蛋白が尿中へ漏出	ベンス・ジョーンズ蛋白
膀胱炎，腫瘍などの下部尿路疾患による血液の尿への混入	IgG α_2マクログロブリン

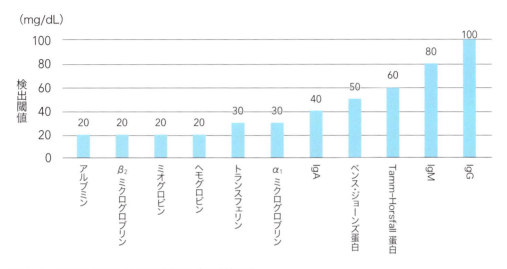

図 3-1　尿試験紙法の検出閾値（尿蛋白の種類別）
Pugia MJ, et al : High-sensitivity dye binding assay for albumin in urine. J Clin Lab Anal 13(4) : 180-187, 1999. PMID 10414598 より作成

近年ではアルブミンを比較的特異的に測定できる尿試験紙も市販されています。

尿細管障害を示唆するバイオマーカーは参考程度

　尿中β_2ミクログロブリン（β_2MG）は尿細管疾患で増加しますが，それでも 20 mg/日程度と，アルブミンと比較すると少なく[2]，試験紙法での検出には限界があります。血液疾患で血中β_2MGは高値となり溢流性に尿中β_2MGも高値となること，また尿中β_2MGは尿 pH＜6.0 で抗原性を失うなど，安定性が低いことに注意が必要です。α_1ミクログロブリン（α_1MG）は安定性が高く，尿細管障害の診断においてβ_2MGと同等以上であるとされます[3-5]。

　尿細管障害ではβ_2MGやα_1MGと同様に，小分子蛋白であるレチノール結合蛋白（RBP）も尿細管の再吸収障害で尿中排泄が増加します。一方，N-アセチルグルコサミニダーゼ（NAG）は尿細管が障害されると逸脱酵素として上昇しますので，腎障害が進行すると，NAGはむしろ低下する特徴があります（図 3-2）。

　残念ながら Cr が高値となった状態では，これらのバイオマーカーにより糸球体疾患

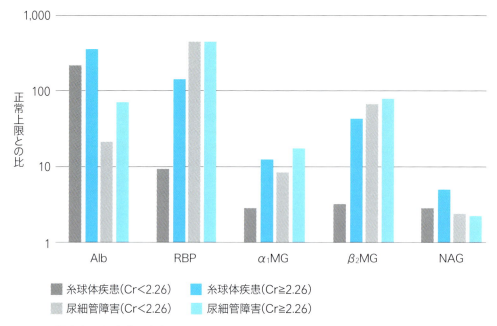

図 3-2　腎障害のタイプとバイオマーカー
尿細管障害では $β_2$MG, $α_1$MG, NAG はいずれも高値となるが, Cr が上昇している状況では, 前2者は原因疾患によらず高値となり, NAG は原因疾患によらず比較的低値となる。
Flynn FV, et al : Urinary excretion of beta 2-glycoprotein-1 (apolipoprotein H) and other markers of tubular malfunction in "non-tubular" renal disease. J Clin Pathol 45(7) : 561-567, 1992. PMID 1381383 より作成

(腎生検により確認された糸球体腎炎)と尿細管障害(閉塞性腎症や多発嚢胞腎)との鑑別を行うことは困難です(図 3-2)。

尿蛋白が陰性でもベンス・ジョーンズ蛋白は否定できない

　ベンス・ジョーンズ(Bence Jones)蛋白は, 分子量が 23 kD と小さく, 尿中排泄されやすい蛋白質であるため, 尿検体から検出する方法が広く用いられています。しかし, 尿試験紙法によるベンス・ジョーンズ蛋白の検出閾値は高く, 尿試験紙法での検出は困難です(図 3-1)。尿試験紙法が陰性でも, 尿蛋白定量検査で有意な蛋白尿を認める場合には, ベンス・ジョーンズ蛋白を積極的に疑う根拠となりえます。

　さらにベンス・ジョーンズ蛋白は, 微量であっても異常とみなすべきであり, 尿蛋白定量検査が正常であっても, ベンス・ジョーンズ蛋白の存在を否定できません。そのため, 多発性骨髄腫や軽鎖病を疑った場合には, 尿蛋白定性・定量検査が陰性であっても, 尿を濃縮してベンス・ジョーンズ蛋白を特異的に検出できる尿免疫電気泳動を行うべきです。

　冒頭の Case では, スポット尿による1日尿蛋白量推定は 342 mg と有意な尿蛋白を認め, 尿免疫電気泳動によりベンス・ジョーンズ蛋白が証明されました(図 3-3)。

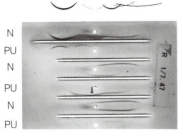

図 3-3　冒頭の Case の尿免疫電気泳動
ベンス・ジョーンズ蛋白（κ 型）を認める。
N：normal serum, PU：patient's urine, 25 倍濃縮

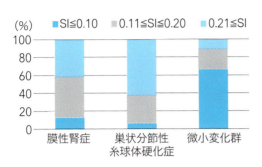

図 3-4　ネフローゼ症候群における腎組織像と SI
Bazzi C, et al：A modern approach to selectivity of proteinuria and tubulointerstitial damage in nephrotic syndrome. Kidney Int 58（4）：1732-1741, 2000. PMID 11012907 より作成

高分子蛋白尿は下部尿路由来を疑う

　血尿患者において，糸球体血尿の場合はアルブミン（分子量 64 kD）を中心とした蛋白尿を認めることはありますが，IgG（150 kD）や α_2 マクログロブリン（720 kD），IgM（〜900 kD）などの高分子量蛋白はあまり漏出しません。そこで，尿中 IgG が高値（尿 IgG/Alb 比 ≧ 0.2）ならば，下部尿路からの出血を考えます[7]。

selectivity index（SI）

　糸球体性蛋白尿においては分子量が大きい IgG（150 kD）は，トランスフェリン（76.5 kD）よりも漏出しにくいです。IgG とトランスフェリン（Tf）のクリアランス比〔尿 IgG÷血清 IgG〕÷〔尿 Tf÷血清 Tf〕は，蛋白尿の選択指数（selectivity index：SI）と呼ばれ，ネフローゼ症候群では SI を測ることで，腎組織像や腎予後の予測がある程度可能です。すなわち，微小変化群では SI ≦ 0.1 と選択性が高いことが多く（図 3-4），選択性が高ければ腎予後は良好ですが（図 3-5），SI ＞ 0.2 では選択性が低く，腎予後が不良であることを示します。

　なお，IgG よりも分子量の大きな α_2 マクログロブリンや IgM を用いたほうが診断特性は良好ですが[9]，これらの濃度は非常に低いため，一般臨床には応用されていません。

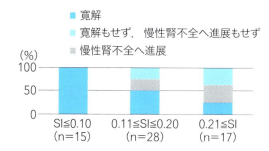

図 3-5 ネフローゼ症候群における SI と腎予後

Bazzi C, et al : A modern approach to selectivity of proteinuria and tubulointerstitial damage in nephrotic syndrome. Kidney Int 58(4) : 1732-1741, 2000. PMID 11012907

まとめ

- 糸球体病変を反映するアルブミン尿は，尿試験紙法でも評価しやすいが，微量アルブミン尿の検出は困難である。

- 尿試験紙法では，β_2MG やベンス・ジョーンズ蛋白の検出に限界がある。

- ネフローゼ症候群では，selectivity index を測定することで，腎予後の予測がある程度可能である。

文献

1) Pugia MJ, et al : High-sensitivity dye binding assay for albumin in urine. J Clin Lab Anal 13(4) : 180-187, 1999. PMID 10414598
2) Waller KV, et al : Current concepts in proteinuria. Clin Chem 35(5) : 755-765, 1989. PMID 2656000
3) Lapsley M, et al : Beta 2-glycoprotein-1 (apolipoprotein H) excretion in chronic renal tubular disorders ; comparison with other protein markers of tubular malfunction. J Clin Pathol 44(10) : 812-816, 1991. PMID 1720435
4) Kang J, et al : Urine alpha1-microglobulin is a better marker for early tubular dysfunction than beta2-microglobulin among tenofovir-exposed human immunodeficiency virus-infected men who have sex with men. Braz J Infect Dis 19(4) : 410-416, 2015. PMID 26119851
5) Nishijima T, et al : Urinary beta-2 microglobulin and alpha-1 microglobulin are useful screening markers for tenofovir-induced kidney tubulopathy in patients with HIV-1 infection : a diagnostic accuracy study. J Infect Chemother 19(5) : 850-857, 2013. PMID 23467792
6) Flynn FV, et al : Urinary excretion of beta 2-glycoprotein-1 (apolipoprotein H) and other markers of tubular malfunction in "non-tubular" renal disease. J Clin Pathol 45(7) : 561-567, 1992. PMID 1381383
7) Guder WG, et al : Differentiation of proteinuria and haematuria by single protein analysis in urine. Clin Biochem 26(4) : 277-282, 1993. PMID 7694813
8) Bazzi C, et al : A modern approach to selectivity of proteinuria and tubulointerstitial damage in nephrotic syndrome. Kidney Int 58(4) : 1732-1741, 2000. PMID 11012907
9) Tencer J, et al : Proteinuria selectivity index based upon alpha 2-macroglobulin or IgM is superior to the IgG based index in differentiating glomerular diseases. Technical note. Kidney Int 54(6) : 2098-2105, 1998. PMID 9853275

column

脂肪塞栓症における 3 のルール

　脂肪塞栓は長管骨骨折や骨盤骨折後に呼吸不全，意識障害，点状出血を 3 徴として発症する稀な疾患です。なお，骨折後の合併症として出血性ショックならば骨折から 3 時間以内，脂肪塞栓症なら 3 日以内，肺塞栓症は 3 週間後に発症しやすいという "3 のルール" があります[1]。

　尿中脂肪滴は脂肪塞栓症の診断基準[2,3]にも含まれますが（**表 1**），その診断特性はよくわかっていません。尿中脂肪滴は尿沈渣をズダンⅢ染色で確認する方法がよく知られています。

　肺胞気・動脈血酸素分圧較差（A-aDO$_2$）が正常な対照群と，血気胸や肺挫傷，多発肋骨骨折などがないにも関わらず A-aDO$_2$ が開大している脂肪塞栓群を比較したところ，尿中脂肪滴は脂肪塞栓群でより高頻度に認めます（**図 1**）。しかし，感度はさほど高くなく，19 例の脂肪塞栓症のうち 47％でのみ尿中脂肪滴を認めます[5]。

　また特異度にも問題があります。長管骨骨折や骨盤骨折の患者 119 例の検討では尿中脂肪滴は 42 例で認めましたが，尿中脂肪滴の有無と酸素化に相関はないという報告もあり，骨折患者においては非特異的に認めうる所見と言えます[6]（偽陰性も偽陽性も 30％以上）。つまり尿中脂肪滴はあくまでさん考所見と考えるべきです。

表 1　鶴田の診断基準

大基準	1. 点状出血（網膜変化を含む） 2. 呼吸器症状および胸部 X 線所見 　　びまん性両側性浸潤陰影，snow storm pattern を含む 3. 頭部外傷と無関係の脳・神経症状
中基準	1. 低酸素血症 PaO$_2$＜70 mmHg 2. Hb 値低下＜10 g/dL
小基準	1. 頻脈 2. 発熱 3. 尿中脂肪滴 4. 血小板減少 5. 赤沈亢進 6. 血清リパーゼ値上昇 7. 血中脂肪滴
判定	大基準 2 項目以上，または大基準 1 項目＋中小基準 4 項目以上で臨床診断 大基準 0 項目では中基準 1 項目＋小基準 4 項目で疑診

鶴田登代志：脂肪塞栓症候群 病態生理から診断，治療まで．臨床麻酔 10(10)：1357-1363, 1986.

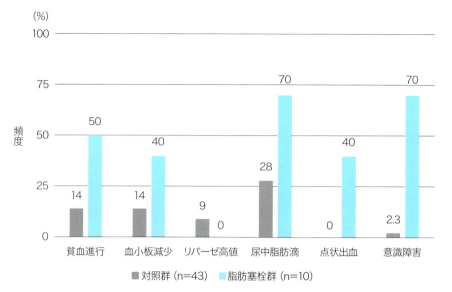

図1　脂肪塞栓の有無による臨床所見の違い

Fabian TC, et al : Fat embolism syndrome : prospective evaluation in 92 fracture patients. Crit Care Med 18(1) : 42-46, 1990. PMID 2293968

1) Moylan JA, et al : Diagnosis and treatment of fat embolism. Annu Rev Med 28 : 85-90, 1977. PMID 324375
2) Gurd AR, et al : The fat embolism syndrome. J Bone Joint Surg Br 56B(3) : 408-416, 1974. PMID 4547466
3) 鶴田登代志：脂肪塞栓症候群 病態生理から診断，治療まで．臨床麻酔 10(10) : 1357-1363, 1986.
4) Fabian TC, et al : Fat embolism syndrome : prospective evaluation in 92 fracture patients. Crit Care Med 18(1) : 42-46, 1990. PMID 2293968
5) Thomas, JE, et al : Systemic fat embolism. A diagnostic profile in 24 patients. Arch Neurol 26(6) : 517-523, 1972. PMID 5030787
6) Cole WG : Urinary fat and fat embolism. Med J Aust 1(24) : 1187-1188, 1973. PMID 4725458

4 その尿潜血「陽性」は本物か？

Case

患　者：21歳，男性。
現病歴：真夏の建築現場で作業中に，両下腿・大腿の筋痙攣をきたした。

尿定性	
比重	1.030
pH	7.5
蛋白	±
糖	－
ケトン体	－
潜血	3+
ウロビリノーゲン	正常
ビリルビン	－
白血球	－
亜硝酸塩	－
赤血球	5〜9個/HPF

Q 尿潜血「陽性」の原因は何だと考えられますか？

血尿か？　着色尿か？

　赤色尿で血尿との鑑別に重要なものに，リファンピシンやサラゾスルファピリジンなどの薬剤による着色尿があります。薬剤による着色尿については，第12章で解説いたします。薬剤以外には，西洋野菜であるビーツが赤色尿の原因として有名です。鉄欠乏状態だと，ビーツに含まれる赤色色素であるベタニンの吸収が亢進するために，赤色尿を呈しやすくなります[1]（健常者の14％，鉄欠乏状態だと49％で，ビーツ尿を呈するという報告があります[2]）。

　これらの着色尿では，尿潜血反応は「陽性」となりませんので，尿試験紙で簡単に鑑別することができます。

　なお，血尿の場合，血液が0.1〜0.2％混入すれば，尿スピッツでもわかる程度の着色を

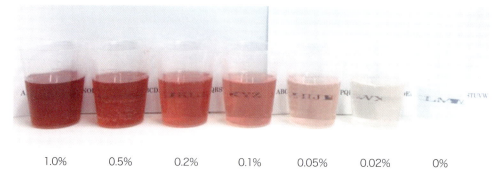

図4-1 血尿の程度
%は水道水で希釈された血液(Hb 13.0 g/dL)の濃度を示す。

表4-1 尿定性用紙の潜血反応と尿沈渣所見との関係

	単位	±	1+	2+	3+
潜血(Hb)	mg/dL	0.03	0.06	0.15〜0.2	0.7〜1.0
潜血(RBC)	個/μL	5〜10	20	50〜60	250〜300
尿沈渣	個/HPF	1〜2	5	12〜15	62〜75

日本国内で市販されている11商品の添付文書より作成。

呈します(図4-1)。それ以上の血液が混入すると、混濁のため背景が見えにくくなります。

尿沈渣との乖離

　尿潜血が「陽性」の場合は、血尿やミオグロビン尿、ヘモグロビン尿を考えます。尿潜血(1+)はヘモグロビンで0.06 mg/dL、あるいは尿中赤血球数が20個/μL以上、または尿沈渣で5個/HPF以上に合致するように規格統一されています。なお、この赤血球数は、血尿の定義としても用いられています。

　尿潜血が「陽性」でも赤血球が「陰性」の場合は、ミオグロビン尿やヘモグロビン尿を疑います。ミオグロビンは筋肉に多く含まれており(筋肉の色が赤いのは、ミオグロビンによります)、横紋筋融解症を起こすと、赤〜褐色(コーラの色に近いことが多い)のミオグロビン尿が出現します。

　血液検査では、CPK(クレアチンホスホキナーゼ)やミオグロビンが高値ならばミオグロビン尿、貧血やLDH高値など溶血所見があればヘモグロビン尿を疑いますが、両者の迅速な鑑別には、血漿の色を確認する方法があります。ミオグロビンは四量体であるヘモグロビンより分子量がはるかに小さいため、尿に排泄されやすく、血中から早く消失します。すなわち、血漿がピンク〜赤色ならば、「ヘモグロビン尿」と考えるわけです。

　キットによって若干の差異がありますが、潜血反応と赤血球数には、**表4-1**のような関係があります。おおよそ「尿潜血(1+)は尿沈渣で赤血球(個/HPF)が1桁、(2+)で2桁、(3+)で3桁」と覚えるとよいでしょう。冒頭の**Case**は尿潜血(3+)でしたが、尿沈

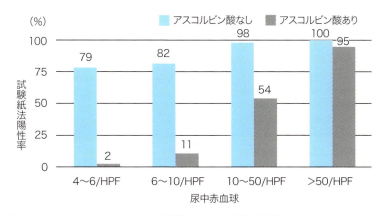

図4-2　アスコルビン酸による尿潜血反応陽性率の違い
Brigden ML, et al : High incidence of significant urinary ascorbic acid concentrations in a west coast population--implications for routine urinalysis. Clin Chem 38(3) : 426-431, 1992. PMID 1547565 より作成

渣では赤血球5〜9個/HPFであったため，両者は乖離していると判断しました。その後の追加検査で，「横紋筋融解症によるミオグロビン尿」と診断されました。

尿試験紙法の偽陽性・偽陰性

　尿試験紙法の偽陽性には，ペルオキシダーゼ，酸性化物(次亜塩素酸塩)が，偽陰性にはアスコルビン酸，高比重，亜硝酸塩などが知られていますが，これらのなかでは，アスコルビン酸による偽陰性が特に重要です(図4-2)。アスコルビン酸は，試験紙法による尿潜血，亜硝酸塩，ビリルビン，ブドウ糖の偽陰性の原因となります。そのため海外では，アスコルビン酸尿を測定できる尿試験紙も販売されています。また，健診前にはアスコルビン酸を含むサプリメントを止めるように指導します。
　一方，稀ではありますが，尿沈渣と比較して尿試験紙法のほうが信頼できることもあります。それは低比重尿・放置検体で，尿中赤血球が溶血した時です。この場合，尿定性法では「真の陽性」となりますが，尿沈渣法では「偽陰性」となります[4]。

無症候性血尿は，まずは再検査

　小中学校健診の血尿の35.4%が，月経に伴うものと考えられています[5]。また，機序は不詳ですが，運動後には12%で，一過性の血尿が出現するという報告もあります[6]。
　尿潜血が陽性であった368例のうち143例(39%)が，細胞診で赤血球を認めなかったという報告があり[7]，尿潜血陽性に対しては，まずは尿沈渣を行い，"真の血尿かどうか"を確認する必要があります。
　また，無症候性血尿404例のうち47%，無症候性の血尿と蛋白尿155例のうち17%，無症候性蛋白尿213例のうち23%が，一過性で自然に所見は消失することから[8]，無症候性

血尿や無症候性蛋白尿では，病的意義を確認するために，まずは再検査を行うことが大切です．

冒頭のCaseは，後日の再検査にて，顕微鏡的血尿の消失を確認しました．

次の章では，「血尿の原因」について考えていきます．

- 赤～褐色尿でも，尿試験紙法で潜血が陰性ならば，血尿以外の着色尿を疑う．
- 潜血が陽性でも，尿沈渣と乖離があれば，ミオグロビン尿やヘモグロビン尿を疑う．
- アスコルビン酸による尿潜血「偽陰性」には要注意！
- 無症候性血尿は，まず再検査を行う！

文献

1) Sotos JG：Beeturia and iron absorption. Lancet 354(9183)：1032, 1999. PMID 10501390
2) Watson WC, et al：BEETURIA；ITS INCIDENCE AND A CLUE TO ITS MECHANISM. Br Med J 2(5363)：971-973, 1963. PMID 14056925
3) Brigden ML, et al：High incidence of significant urinary ascorbic acid concentrations in a west coast population--implications for routine urinalysis. Clin Chem 38(3)：426-431, 1992. PMID 1547565
4) 藤永周一郎，他：尿沈渣鏡検法による血尿評価の問題点：全自動尿中有形成分分析器・UF-100との比較を加えて．日本小児腎臓病学会雑誌 13(1)：39-42, 2000.
5) Hisano S, et al：Asymptomatic isolated microhaematuria：natural history of 136 children. Pediatr Nephrol 5(5)：578-581, 1991. PMID 1911140
6) Varma PP, et al：Post exertional hematuria. Ren Fail 36(5)：701-703, 2014. PMID 24865509
7) Khan MA, et al：Is microscopic haematuria a urological emergency? BJU Int 90(4)：355-357, 2002. PMID 12175388
8) Yamagata K, et al：Prognosis of asymptomatic hematuria and/or proteinuria in men. High prevalence of IgA nephropathy among proteinuric patients found in mass screening. Nephron 91(1)：34-42, 2002. PMID 12021517

column

横紋筋融解症の診断と治療に尿潜血を

尿潜血はミオグロビン尿の検出に優れた方法です。熱中症患者のCK（CPK）＞1,000 U/Lを予測する上では尿潜血の感度は低く有用性は示されませんでした。しかし，クラッシュ症候群のCK＞5,000 U/Lを予測した場合には尿潜血の有用性が証明されています（表1）。CKの値で急性腎不全を予測することは比較的難しい〔AUROC 0.75（0.71〜0.79）〕ものの[1]，CK＞5,000 U/Lは補液を行うべき1つの目安としても知られており，尿潜血が陽性であれば治療介入を検討すべきでしょう。

表1 尿潜血によるCK値の予測

患者群	予測	感度	特異度	LR＋	LR−
熱中症[1]	CK＞1,000 U/L	14（1〜58）	85（72〜93）	0.95（0.14〜6.5）	1.0（0.74〜1.4）
クラッシュ症候群[2]	CK≧5,000 U/L	73（65〜79）	58（55〜62）	1.75	0.46

Young SE, et al : Urine dipstick testing to rule out rhabdomyolysis in patients with suspected heat injury. AM J Emerg Med 27(7) : 875-877, 2009. PMID 19683121
Alavi-Moghaddam M, et al : Accuracy of urine dipstick in the detection of patients at risk for crush-induced rhabdomyolysis and acute kidney injury. Eur J Emerg Meg 19(5) : 329-332, 2012. PMID 22082877 より作成

別の報告ではクラッシュ症候群において尿潜血が陰性ならば重大な急性腎不全の発症はなかったとされています（図1）。尿検査は血液検査よりも簡便で迅速なため，災害現場でのスクリーニングにおいて特に有用性が期待されます。

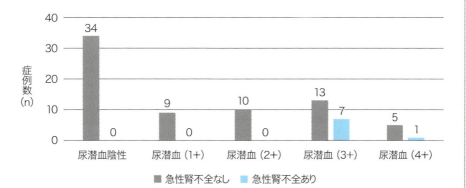

図1 尿潜血による急性腎不全（2日以上にわたり輸液で改善しないCr≧2.5 mg/dL）の予測

Amini M, et al : Role of dipstick in detection of haeme pigment due to rhabdomyolysis in victims of Bam earthquake. East Mediterr Health J 16(9) : 977-981, 2010. PMID 21218726 より作成

横紋筋融解症においてミオグロビン尿の半減期は12時間とCKの42時間より有意に短く，治療の指標として用いやすいことも尿潜血によるミオグロビン尿検出の優れている点です[5]。

つまり，尿潜血が陰性化したら腎障害をきたすミオグロビン尿は消失していることが期待され，CK が高かったとしても大量補液を続ける意義が乏しいと考えられます。

文献

1）Young SE, et al : Urine dipstick testing to rule out rhabdomyolysis in patients with suspected heat injury. AM J Emerg Med 27(7) : 875-877, 2009. PMID 19683121

2）Alavi-Moghaddam M, et al : Accuracy of urine dipstick in the detection of patients at risk for crush-induced rhabdomyolysis and acute kidney injury. Eur J Emerg Meg 19(5) : 329-332, 2012. PMID 22082877

3）Safari S, et al : The value of serum creatine kinase in predicting the risk of rhabdomyolysis-induced acute kidney injury : a systematic review and meta-analysis. Clinical and Experimental Nephrology 20(2) : 153-161, 2016. PMID 26801932

4）Amini M, et al : Role of dipstick in detection of haeme pigment due to rhabdomyolysis in victims of Bam earthquake. East Mediterr Health J 16(9) : 977-981, 2010. PMID 21218726

5）Lappalainen H, et al : Elimination kinetics of myoglobin and creatine kinase in rhabdomyolysis : implications for follow-up. Crit Care Med 30(10) : 2212-2215, 2002. PMID 12394946

5 血尿の4大原因とは？

Case

患　者：74歳，男性。
主　訴：血尿。
現病歴：特に誘因なく，昨日から肉眼的血尿が出現した。発熱・腰背部痛・頻尿・残尿感・排尿時痛はない。今まで血尿を指摘されたことはない。心房細動があり，抗凝固療法を受けている。
喫煙歴：20本/日×54年。

	尿定性
比重	1.018
pH	8.0
蛋白	±
糖	−
ケトン体	−
潜血	3+
ウロビリノーゲン	正常
ビリルビン	−
白血球	−
亜硝酸塩	−
赤血球	>100個/HPF

Q 重要な鑑別疾患には何があるでしょうか？

血尿の4大原因

　血尿の4大原因は，①膀胱癌などの悪性腫瘍，②尿路結石，③尿路感染，④糸球体性血尿です（図5-1）。特に肉眼的血尿では，悪性腫瘍の可能性が高くなります（図5-2）。

糸球体性血尿

　糸球体性血尿は赤色尿を呈することもありますが，酸性尿にさらされる時間が長いことから，メトヘモグロビンを反映した褐色〜コーラ色尿を認めることがあります。また，糸球体性血尿では，ウロキナーゼや組織プラスミノーゲンアクチベータ（t-PA）が働くため，

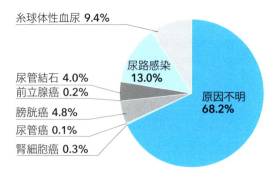

図 5-1　顕微鏡的血尿の原因疾患（n=982）

Khadra MH, et al : A prospective analysis of 1,930 patients with hematuria to evaluate current diagnostic practice. J Urol 163 (2) : 524-527, 2000. PMID 10647670 より作成

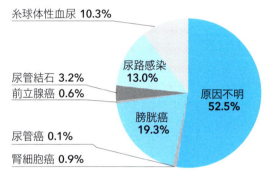

図 5-2　肉眼的血尿の原因疾患（n=948）

Khadra MH, et al : A prospective analysis of 1,930 patients with hematuria to evaluate current diagnostic practice. J Urol 163 (2) : 524-527, 2000. PMID 10647670 より作成

表 5-1　尿所見による糸球体性血尿の鑑別

	糸球体性血尿（n=329）	非糸球体性血尿（n=250）
尿蛋白定性≧1+	59.0%	27.6%
尿蛋白 (mg/gCr)	1,600±3,010	480±1,160
尿アルブミン/蛋白比	0.73±0.11	0.41±0.14
変形赤血球＞3%	83.3%	24.8%
赤血球円柱	48.9%	0%

Ohisa N, et al : A comparison of urinary albumin-total protein ratio to phase-contrast microscopic examination of urine sediment for differentiating glomerular and nonglomerular bleeding. Am J Kidney Dis 52 (2) : 235-241, 2008. PMID 18572288 より作成

凝血塊を認めることは通常ないと考えられています。

　顕微鏡的血尿で 500 mg/日以上の蛋白尿があれば糸球体性血尿を疑いますが，明確な基準とはいえません。糸球体の障害があれば尿アルブミンが高値となりやすいことから，尿アルブミン/蛋白比＞0.59 であれば，感度 97.3%，特異度 100% で，糸球体性血尿であるという報告があります（表 5-1）。

　変形赤血球，赤血球円柱の存在も，糸球体性血尿を示唆します。変形赤血球は糸球体性血尿に対して感度 88（86～90）%，特異度 95（93～97）% と報告されていますが，検者間の

表 5-2　有棘赤血球による糸球体性血尿の診断

	感度	特異度	LR＋	LR－
有棘赤血球≧2%	78(71〜85)	94(89〜97)	13(7.5〜24)	0.2(0.2〜0.3)
有棘赤血球≧5%	52(44〜61)	98(94〜99)	25(9.2〜66)	0.5(0.4〜0.6)
有棘赤血球≧10%	36(28〜44)	100(97〜100)	67(9.3〜477)	0.7(0.6〜0.7)

Köhler H, et al : Acanthocyturia--a characteristic marker for glomerular bleeding. Kidney Int 40(1) : 115-120, 1991. PMID 1921146 より作成

表 5-3　尿所見による尿管結石の診断（CT との比較）

	感度	特異度	LR＋	LR－
尿定性で潜血陽性	81(70〜88)	36(26〜46)	1.3(1.0〜1.5)	0.6(0.4〜0.9)
RBC＞1/HPF	81(71〜88)	49(39〜59)	1.6(1.3〜2.0)	0.4(0.3〜0.6)
RBC＞5/HPF	67(57〜76)	66(56〜75)	2.0(1.5〜2.7)	0.5(0.4〜0.7)

　は感度・特異度のうち 80%以上，尤度比で 2.0 以上の項目を示す。
　は尤度比で 0.5 以下の項目を示す。

Bove P, et al : Reexamining the value of hematuria testing in patients with acute flank pain. J Urol 162(3 Pt 1) : 685-687, 1999. PMID 10458342 より作成

差が問題となります[3]。変形赤血球の診断特性は，酸性尿・濃縮尿の場合により優れるため，酸性尿・濃縮尿となりやすい早朝尿で検査を行うことが望ましいです[4]。また，変形赤血球のなかでも有棘赤血球（acanthocyte）の診断特性がよいため，有棘赤血球を中心に観察するとよいでしょう（表 5-2）。また，尿中赤血球の MCV（mean corpuscular volume）が 50 fL 未満であれば感度 100（98〜100）%，特異度 87（80〜91）%で糸球体血尿を示唆するため[3]，測定が可能な施設では，客観的な指標として MCV を確認するとよいでしょう。

尿路結石と血尿

　急性側腹部痛の患者において，血尿の有無は，尿管結石の診断にさほど関わりません（表 5-3）。そこでこの場合の尿検査は，尿管結石の診断よりは，尿路感染（合併）の除外に重要性があります。尿路感染については第 9 章にて取り上げます。

悪性腫瘍と血尿

　血尿をきたす悪性腫瘍のなかでは，膀胱癌が大多数を占めます。膀胱癌は男性に多く，40〜50 歳以降に罹患数は高くなります（図 5-3）。また喫煙者は高リスク群（相対リスク比が 1.8）です[8]。血尿が認められれば，たとえ抗血栓療法を行っている患者においても，悪性腫瘍は高頻度に発見されるため[9]，抗血栓療法の影響と考え，悪性腫瘍の検索を怠るようなことはあってはなりません。

　膀胱癌のスクリーニングには尿細胞診が簡便ですが，尿細胞診だけでは感度が不十分であるため（表 5-4），膀胱癌を除外するためには膀胱鏡が必要です。「血尿診断ガイドライ

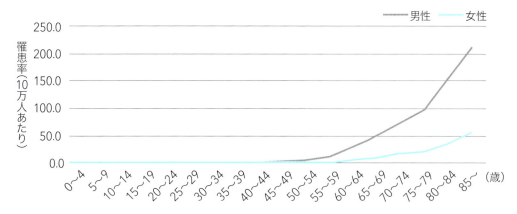

図 5-3　膀胱癌の罹患率（2012 年度）
国立がん研究センターがん情報サービス「がん登録・統計」http://ganjoho.jp/reg_stat/statistics/dl/index.html より作成

表 5-4　膀胱癌の診断

	感度	特異度	LR＋	LR－
細胞診[10]	38（31～45）	98（97～99）		
超音波検査[11]	72（53～87）	91（84～96）	8.3（4.4～16）	0.3（0.2～0.6）
CT 尿路造影[10,11]	93（76～99）	90（83～95）	9.7（5.5～17）	0.1（0.02～0.3）
	95（89～98）	83（80～86）	5.6（4.6～6.7）	0.07（0.03～0.1）
膀胱鏡[12]	98（94～100）	94（92～96）	16（12～22）	0.02（0.01～0.1）

色部分は濃さによって，80％以上，90％以上，95％以上，尤度比なら 2 以上，5 以上，10 以上。
グレー部分は濃さによって，0.5 以下，0.1 以下。

Sudakoff GS, et al : Multidetector computerized tomography urography as the primary imaging modality for detecting urinary tract neoplasms in patients with asymptomatic hematuria. J Urol 179(3) : 862-867, 2008. PMID 18221955
Knox MK, et al : Evaluation of multidetector computed tomography urography and ultrasonography for diagnosing bladder cancer. Clin Radiol 63(12) : 1317-1325, 2008. PMID 18996261 より作成

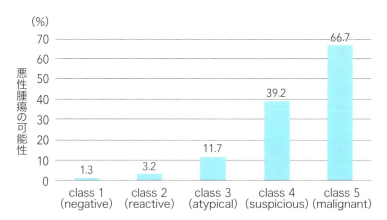

図 5-4　尿細胞診のクラスによる悪性腫瘍の可能性
Turco P, et al : Is conventional urinary cytology still reliable for diagnosis of primary bladder carcinoma? accuracy based on data linkage of a consecutive clinical series and cancer registry. Acta Cytol 55(2) : 193-196, 2011. PMID 21325806

ン 2013（血尿診断ガイドライン編集委員会編）」[12]では，肉眼的血尿，40 歳以上の男性，喫煙者などのリスクがある場合は，膀胱鏡の適応としています。また膀胱癌に加え，腎癌や尿管癌の検出のため超音波検査の併用が薦められます。

一通り検査が正常な場合でも，3年で1%の割合で悪性疾患が見つかりますが[13]，その後は10〜20年経過しても悪性腫瘍発症はなかったとの報告から[14]，フォローアップの期間は3年が目安となります。

冒頭のCaseは尿細胞診でクラス3であったため，膀胱鏡を行い，最終的に「膀胱癌」と診断されました（図5-4）。

まとめ

- 血尿の4大原因は，悪性腫瘍（膀胱癌），尿路結石，尿路感染，糸球体性血尿である。

- 蛋白尿（アルブミン尿），変形赤血球，赤血球円柱は，糸球体性血尿を示唆する。

- 尿管結石を疑う場合の尿検査の意義は，尿路感染の除外にある。

- 抗血栓療法を受けていたとしても，悪性腫瘍を除外する必要性は変わらない。

文献

1) Khadra MH, et al : A prospective analysis of 1,930 patients with hematuria to evaluate current diagnostic practice. J Urol 163(2) : 524-527, 2000. PMID 10647670
2) Ohisa N, et al : A comparison of urinary albumin-total protein ratio to phase-contrast microscopic examination of urine sediment for differentiating glomerular and nonglomerular bleeding. Am J Kidney Dis 52(2) : 235-241, 2008. PMID 18572288
3) Offringa M, et al : The value of urinary red cell shape in the diagnosis of glomerular and post-glomerular haematuria. A meta-analysis. Postgrad Med J 68(802) : 648-654, 1992. PMID 1448406
4) Kitamoto Y, et al : Differentiation of hematuria using a uniquely shaped red cell. Nephron 64(1) : 32-36, 1993. PMID 8502333
5) Köhler H, et al : Acanthocyturia--a characteristic marker for glomerular bleeding. Kidney Int 40(1) : 115-120, 1991. PMID 1921146
6) Bove P, et al : Reexamining the value of hematuria testing in patients with acute flank pain. J Urol 162(3 Pt 1) : 685-687, 1999. PMID 10458342
7) 国立がん研究センターがん情報サービス「がん登録・統計」
 http://ganjoho.jp/reg_stat/statistics/dl/index.html
8) Mishriki SF, et al : Half of visible and half of recurrent visible hematuria cases have underlying pathology : prospective large cohort study with long-term followup. J Urol 187(5) : 1561-1565, 2012. PMID 22425074
9) Avidor Y, et al : Clinical significance of gross hematuria and its evaluation in patients receiving anticoagulant and aspirin treatment. Urology 55(1) : 22-24, 2000. PMID 10654888
10) Sudakoff GS, et al : Multidetector computerized tomography urography as the primary imaging modality for detecting urinary tract neoplasms in patients with asymptomatic hematuria. J Urol 179(3) : 862-867, 2008. PMID 18221955
11) Knox MK, et al : Evaluation of multidetector computed tomography urography and ultrasonography for diagnosing bladder cancer. Clin Radiol 63(12) : 1317-1325, 2008. PMID 18996261
12) 血尿診断ガイドライン編集委員会（編）：血尿診断ガイドライン 2013.
 http://www.jsn.or.jp/guideline/pdf/hugl2013.pdf

13）Murakami S, et al : Strategies for asymptomatic microscopic hematuria : a prospective study of 1,034 patients. J Urol 144（1）: 99-101, 1990. PMID 2193173

14）Howard RS, et al : Long-term followup of asymptomatic microhematuria. J Urol 145（2）: 335-336, 1991. PMID 1988725

15）Turco P, et al : Is conventional urinary cytology still reliable for diagnosis of primary bladder carcinoma? accuracy based on data linkage of a consecutive clinical series and cancer registry. Acta Cytol 55（2）: 193-196, 2011. PMID 21325806

※ URL は 2019 年 8 月 14 日閲覧

column

ヘモジデリン尿と血管内溶血

　溶血が疑われた場合，血管内溶血か血管外溶血かを考えることで鑑別を進めることができます（表 1）。血管外溶血は遺伝性球状赤血球症，鎌状赤血球症，サラセミアなどのように赤血球形態に異常があり脾臓で溶血が起こる疾患と考えると理解しやすいでしょう。自己免疫性溶血性貧血（温式 AIHA）も赤血球に抗体や補体が結合しており脾臓で処理されるため血管外溶血を起こす代表的疾患です。血管外溶血では脾腫を伴いやすく，脾摘に反応する疾患が多いことも特徴です。

　一方，血管内溶血は溶血して遊離したヘモグロビンがハプトグロビンで処理しきれずに，尿中に漏出（ヘモグロビン尿）することが特徴です。ヘモグロビン尿は尿試験紙法で潜血が陽性になり，高度になると赤色尿をきたしますが，尿沈渣では赤血球が確認できない場合に疑うことができます。また変性してヘモジデリン尿となると褐色になり尿沈渣でヘモジデリン顆粒が確認できます。血管内溶血では鉄を体外に喪失するため鉄欠乏性貧血を合併することがあるのも特徴です。血管内溶血する代表的疾患には発作性夜間血色素尿症（PNH），ABO 型不適合輸血，赤血球破砕症候群，寒冷凝集素症などがあります。

　PNH では血液の pH が低くなる夜間に補体が活性化され溶血発作が生じやすく，早朝にヘモジデリン尿を認めやすいですが，すでに溶血発作が治まっていればヘモグロビン尿は認めないこともあります[1]。また慢性の血管内溶血に対してはヘモジデリン尿のほうがヘモグロビン尿よりも感度が高いという報告[2]もあり，血管内溶血を疑った場合にはヘモジデリン尿がないか確認するとよいでしょう。

　一般的にヘモジデリン尿の特異性は高いと考えられていますが，腹腔内出血でも血管内溶血と同じようにヘモジデリン尿と尿ウロビリノーゲン増加，場合によってはヘモグロビン尿が出現しえます[3, 4]。また下腿にヘモジデリン沈着をきたしやすい慢性静脈不全でも，ヘモジデリン尿を認める報告があります[5]。

表1　血管内溶血と血管外溶血

	血管内溶血	血管外溶血
溶血する部位	血管内	脾臓など
ヘモグロビン尿・ヘモジデリン尿	あり	なし
鑑別疾患	発作性夜間血色素尿症（PNH） 赤血球破砕症候群 寒冷凝集素症* ABO 型不適合輸血 G6PD 欠損症 行軍ヘモグロビン尿症	遺伝性球状赤血球症 自己免疫性溶血性貧血（温式 AIHA） 鎌状赤血球症 サラセミア ABO 以外の多くの不適合輸血 ピルビン酸キナーゼ欠損症

＊寒冷凝集素症は血管内溶血と血管外溶血が起こる

1) Freeman H, et al : Paroxysmal nocturnal hemoglobinuria in an identical twin. Can Med Assoc J 109 (10), 1002, 1005, 1973. PMID 4586153
2) Eyster E, et al : Chronic intravascular hemolysis after aortic valve replacement. Long-term study comparing different types of ball-valve prostheses. Circulation 44(4) : 657-665, 1971. PMID 5094145
3) Reeve JD : Haemorrhage mimicking intravascular haemolysis. Br Med J 2(5762) : 654, 1971. PMID 5104009
4) Black PJ, et al : Haemorrhage mimicking intravascular haemolysis. Br Med J 3(5769) : 306, 1971. PMID 5557549
5) Zamboni P, et al : Urine hemosiderin : a novel marker to assess the severity of chronic venous disease. J Vasc Surg 37(1) : 132-136, 2003. PMID 12514590

6 「尿の濃さ」を濃厚にみる

Case

患　者：77歳，女性。
現病歴：原因不明の発熱の精査目的で腎機能が正常なことを確認したうえで，造影CTを施行した。経口摂取は良好で脱水所見はないと考えていたが，その後の尿検査で，尿比重（屈折率法）は1.040であった。

尿定性	
比重	1.040
pH	6.0
蛋白	1+
糖	−
ケトン体	−
潜血	±
ウロビリノーゲン	正常
ビリルビン	−
白血球	+
亜硝酸塩	−

 脱水があると考えるべきでしょうか？

尿比重と尿浸透圧との関係

「尿の見た目が濃い」「尿比重が高い」「尿浸透圧が高い」のいずれもが，脱水を示唆する所見です[1]。見た目が最も簡便ですが，信頼性は低く，尿浸透圧が最も測定に時間がかかりますが，信頼性は高いと考えられます。

尿比重と尿浸透圧の関係は報告によって若干異なりますが，尿比重が1.0○○○の場合，尿浸透圧（mOsm/kg）≒○○×33となります（図6-1）。

尿比重：試験紙法と屈折率法

現在広く用いられている尿比重の測定には，試験紙法と屈折率法があります。試験紙法

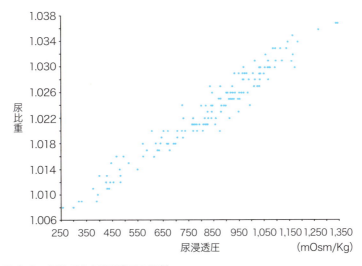

図6-1 尿比重と尿浸透圧の関係
Rapoport A, et al : A standardized test of renal concentrating capacity in adults with some results in essential hypertension. Can Med Assoc J 101(12) : 93-98, 1969. PMID 5362306 より転載

表6-1 尿比重と尿浸透圧の目安

	尿比重	尿浸透圧 (mOsm/kg)
最大希釈尿	1.002	50
等張尿	1.010	300
濃縮尿	1.020〜1.025	700〜900
最大濃縮尿	1.040	1,200〜1,500

では，尿比重の値は0.005単位でしか測れませんが，屈折率法は0.001単位で測定が可能です。

試験紙法ではイオン化された溶質を測定しており，糖質，蛋白質，造影剤は測定されません。また，酸性尿では尿比重は大きくなり，アルカリ尿だと尿比重は小さくなる傾向があります。

屈折率法では，蛋白が1g/dL↑(up)すると尿比重は0.003↑，糖が1g/dL↑すると尿比重は0.002↑しますが，これらの影響は微々たるものです。

一般的には，尿細管機能の限界として尿比重で1.040までしか尿を濃縮できません（表6-1）。そこで，屈折率法で尿比重が1.040以上の場合や，尿試験紙法よりも0.005以上高い値の場合は，イオン化しない溶質（造影剤あるいはマンニトール）の存在を疑います。

冒頭のCaseは，屈折率法で尿比重が1.040でしたが，尿試験紙法では1.015であり，尿中に排泄された造影剤の影響が疑われました。

最大濃縮尿

32人の健康な成人を含む74人に対して，16時間の絶飲食負荷をした結果，尿浸透圧は最大 1,484 mOsm/kg まで濃縮可能でした[3]。このことから，最大の尿濃縮力はおおよそ 1,500 mOsm/kg であると推定されています。1日の老廃物はおおよそ 600 mOsm であり，これを最大に濃縮（1,500 mOsm/kg）された尿で排泄すると，0.4 kg（≒ 400 mL）となります。このことから，乏尿の定義は 400 mL/日とされています。

同様に30時間の絶飲食負荷をした試験[2]では，健常者の尿浸透圧は 1,048 mOsm/kg まで徐々に上昇しましたが，糸球体濾過量（GFR）が 50〜89 mL/min/1.73 m^2 の患者では 834 mOsm/kg，GFR が 23〜49 mL/min/1.73 m^2 の患者では 466 mOsm/kg でプラトーに達しました。つまり腎機能障害があると，尿を濃縮することができません。

高齢者では尿濃縮力が低下しているため，高齢者の脱水（血漿浸透圧＞300 mOsm/kg）を尿色や尿比重，尿浸透圧で診断するのは困難であることが報告されています（AUROC：area under receiver operating characteristic 0.51〜0.59）[4]。

最大希釈尿

希釈尿（尿浸透圧が 300 mOsm/kg 以下）を1日 3,000 mL 以上認める場合は，尿崩症を考えます。この場合は，血漿浸透圧（または血清ナトリウム濃度）が高いにもかかわらず，希釈尿を認めることが特徴です。

一方，多飲によっても希釈尿は認められますが，極度の多飲では希釈により低ナトリウム血症が認めます。最大希釈尿は 50 mOsm/kg であると考えられており[5]，600 mOsm の溶質を排泄する必要があると仮定すれば，1日 12 L（1時間あたり 500 mL）以上の自由水を摂取すれば，低ナトリウム血症が起こることになります。ただし，希釈力が正常であっても，ビール多飲（beer potomania）やパン・紅茶のみの経口摂取では溶質が少ないため，1日4L程度の水分摂取でも低ナトリウム血症を起こすことがあります[6]。

常に等張尿であれば尿細管障害を疑う

尿比重や尿浸透圧は1日のなかで変動しますが，常に尿比重が 1.010 であるか，尿浸透圧が 300 mOsm/kg 付近であれば，腎機能障害を疑います（図6-2）。臨床症状としては，尿を濃縮できないために，夜間多尿が出現しえます。

（高度の脱水がない限り）単回の尿検査で等張尿を検出しても病的意義は乏しいですが，濃縮尿や希釈尿を検出した場合には，尿細管機能が比較的保たれていることが推測できます。

尿の濃縮は尿細管機能を反映しているため，等張尿は糸球体障害よりも尿細管障害で認

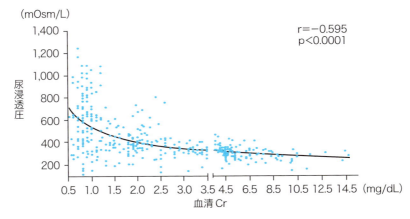

図6-2 血清クレアチニン値と尿浸透圧の関係
Souza AC, et al : Is urinary density an adequate predictor of urinary osmolality? BMC Nephrol 16 : 46, 2015. PMID 25884505 より転載

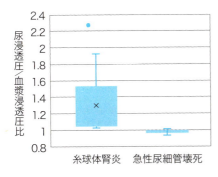

図6-3 糸球体腎炎と急性尿細管壊死における尿濃縮の違い
Hilton PJ, et al : Urinary osmolality in acute renal failure due to glomerulonephritis. Lancet 2(7622) : 655-656, 1969. PMID 4185406

めやすい所見です。一方，糸球体障害では糸球体を濾過されて生成される原尿が少ないため，尿細管での再吸収が亢進し，濃縮尿を認めやすくなります。糸球体腎炎と急性尿細管壊死を比較した報告によると，糸球体腎炎では尿浸透圧/血漿浸透圧比が1.03〜2.28と尿は濃縮されますが，急性尿細管壊死では尿浸透圧/血漿浸透圧比が0.94〜1.01と等張尿が排泄されています（図6-3）。

- 尿比重の下二桁に 33 を掛けると，尿浸透圧に相当する。

- 屈折率法の場合は，造影剤・マンニトールで異常高値（＞1.040）となりうる。

- 最大濃縮尿は 1,500 mOsm/kg であり，老廃物を排泄するのに最低 400 mL/日の尿が必要である（乏尿の基準）。

- 腎機能障害，特に尿細管障害があると尿が濃縮できず，尿比重は常に 1.010（浸透圧 300 mOsm/kg）となる。

文献
1) Cheuvront SN, et al：Biological variation and diagnostic accuracy of dehydration assessment markers. Am J Clin Nutr 92(3)：565-573, 2010. PMID 20631205
2) Rapoport A, et al：A standardized test of renal concentrating capacity in adults with some results in essential hypertension. Can Med Assoc J 101(12)：93-98, 1969. PMID 5362306
3) Bellet S, et al：Urinary osmolar concentration in the hydropenic state as a measure of renal tubular function；a test for early renal impairment：preliminary report. Am J Med Sci 233(2)：121-125, 1957. PMID 13394587
4) Hooper L, et al：Water-loss (intracellular) dehydration assessed using urinary tests：how well do they work? Diagnostic accuracy in older people. Am J Clin Nutr 104(1)：121-131, 2016. PMID 27225436
5) Yonemura K, et al：Water intoxication due to excessive water intake；observation of initiation stage. Jpn J Med 26(2)：249-252, 1987. PMID 3626165
6) Kujubu DA, et al：Beer potomania--an unusual cause of hyponatremia. Perm J 19(3)：74-76, 2015. PMID 26176571
7) Souza AC, et al：Is urinary density an adequate predictor of urinary osmolality? BMC Nephrol 16：46, 2015. PMID 25884505
8) Hilton PJ, et al：Urinary osmolality in acute renal failure due to glomerulonephritis. Lancet 2(7622)：655-656, 1969. PMID 4185406

7

腎前性腎不全の判断にFENaは万能か？

Case

患者：78歳，女性。
現病歴：3日前から39℃台の発熱と悪寒戦慄があったが，自宅で様子を見ていた。意識が悪いことに気づいた家人が救急車を要請した。
既往歴：慢性心房細動，心不全。
服薬歴：フロセミド，スピロノラクトン，ワルファリン，ACE阻害薬。
バイタルサイン：血圧92/56 mmHg，心拍数108回/分。

	検査値
比重	1.012
血清Na	141 mEq/L
血清Cr	2.6 mg/dL
BUN	43 mg/dL
尿Na	52 mEq/L
尿Cr	48 mg/dL
尿UN	263 mg/dL
FENa	2.0%
FE-UN	33.1%
尿細管上皮細胞	1～5/HPF
顆粒円柱	1～5/LPF

Q 腎不全は腎前性でしょうか？ 腎性でしょうか？ 可逆性を期待できるでしょうか？

FENa（ナトリウム排泄分画）

　ナトリウム排泄分画（fractional excretion of sodium：FENa）は，糸球体で濾過されたNa量のうち，最終的に尿中排泄される割合が何%であるかを表す値で，以下の式で示されます。

$$\mathrm{FENa}(\%) = \frac{尿中Na}{血清Na} \times \frac{血清Cr}{尿中Cr} \times 100$$

　急性腎機能障害がある場合，腎前性腎不全であればNaを体内に保持しようとするため，FENaは1%未満となり，3%以上であればNaを保持できない腎性腎不全が示唆されます。Naの代わりに尿素窒素を用いるFE-UNでも同様な鑑別が可能ですが，診断特性に優れるFENaがより一般的に用いられます[1]。

表 7-1　腎機能障害をきたす各病態と FENa の値

	FENa（%）
急性尿細管壊死（n=22）	3.48±0.5
非乏尿性急性尿細管壊死（n=18）	2.28±0.4
尿路閉塞（n=12）	4.11±1.0
急性糸球体腎炎（n=14）	0.31±0.1
腎前性腎不全（n=21）	0.36±0.1

Zarich S, et al : Fractional excretion of sodium. Exceptions to its diagnostic value. Arch Intern Med 145（1）: 108-112, 1985. PMID 3970621 より一部改変

FENa＜1％ となる病態

　糸球体濾過量が減少すれば，FENa＜1％ となります。その代表が腎前性腎不全ですが（表 7-1），有効循環血漿量が減少している心不全[3]や肝硬変[4]も同様に，FENa は低値となります。糸球体腎炎でも糸球体濾過量が低下するため，FENa＜1％ となります。これは特に発症早期にその傾向が認められます[5]。

　ミオグロビン腎症やヘモグロビン腎症，造影剤腎症でも，乏尿期には「FENa＜1％」となります（memo ①）。これは腎灌流が低下することが機序として推定されています[6]。

　さらに急性尿細管間質性腎炎でも，非乏尿性腎不全ならば FENa＜1％ となりうることも報告されており[7]，FENa による鑑別には限界があります。

慢性腎障害が併存すると FENa は高くなる

　慢性腎障害があると尿細管で Na が再吸収できなくなるため，FENa は上昇します〔表 7-1，文献 8）の fig.1 参照〕。クレアチニン・クリアランス（CCr）が 10 mL/min 未満となると，FENa は 25〜30％ にも達します。そのため腎前性腎不全であっても，基礎疾患として慢性腎障害があれば，FENa は高値となりえます。

---

memo ①

「FENa は 1％」が目安となる理由

　糸球体を濾過する Na 量を概算してみましょう。

　血清 Na 濃度はおおよそ 140 mEq/L です。健常者の糸球体濾過量（GFR）を 100 mL/分とすると，144 L/日になります。Na 濾過量は GFR×Na 濃度で表され，20,160 mEq/日となります。

　食塩摂取量は 12 g/日程度であり，これは Na 換算で 200 mEq/日に相当します。経口摂取量と同量が尿排泄していると仮定すると，FENa は 200 mEq÷20,160 mEq で計算され，おおよそ 1％ になります。

　このことからわかるように，塩分制限を行った場合，脱水がなくても，FENa は低値となりえます。

表 7-2　急性腎不全における腎前性腎不全の診断

	感度	特異度
尿中 Na<20mEq/L	62%	91%
尿中 Cl<20mEq/L	95%	87%

Anderson RJ, et al : Urinary chloride concentration in acute renal failure. Miner Electrolyte Metab 10 (2) : 92-97, 1984. PMID 6700567 より転載

表 7-3　FENa と FE-UN の診断特性の違い

		感度	特異度	PPV（陽性的中率）	NPV（陰性的中率）
腎前性腎不全の診断	FENa	78〜96	67〜96	86〜98%	60〜86%
	FE-UN	48〜92	75〜100	79〜100%	43〜83%
利尿剤投与時の腎前性腎不全の診断	FENa	29〜63	81〜82	86〜89%	18〜49%
	FE-UN	79〜100	33〜91	71〜98%	44〜83%
腎性腎不全の診断	FENa	56〜75	78〜100	64〜100%	82〜83%
	FE-UN	68〜75	48〜98	43〜94%	79〜86%

Gotfried J, et al : Finding the cause of acute kidney injury : which index of fractional excretion is better? Cleve Clin J Med 79 (2) : 121-126, 2012. PMID 22301562 より転載

代謝性アルカローシスがあれば Cl を用いる

　高度の代謝性アルカローシスがあると，尿細管における HCO_3^- の再吸収が許容量を超え，HCO_3^- と共に Na が尿中に排泄されるようになります。そのため腎前性腎不全であっても，FENa は高値となりえます。たとえば腎前性腎不全で pH 7.59，HCO_3^- 52 mmol/L であった症例では，FENa が 2.4% でした[9]。

　代謝性アルカローシスがある場合には，尿中 Na の代わりに，尿中 Cl を測定する方法が有用とされます（表 7-2）。

利尿剤投与時には，FE-UN を使う

　腎前性腎不全と腎性腎不全の鑑別には FENa が優れていますが，利尿剤投与時には腎前性腎不全であっても，FENa は 3% 程度までは容易に上昇します。そこで利尿剤投与時の腎前性腎不全の診断には，FE-UN が好まれます（表 7-3）。FE-UN を用いる場合は，FE-UN<35% ならば腎前性腎不全を，FE-UN>50% ならば腎性腎不全を疑います。

一過性かどうかの判断は FENa や FE-UN では難しい

　腎臓の低灌流があると，まずは腎前性腎不全となりますが，腎虚血が進行すれば腎性腎不全（急性尿細管壊死）に至ります。そのため低灌流が遷延すると，FENa が遅れて高値となりますが[12]，どこまでが腎前性腎不全で，どこからが急性尿細管壊死かの判断は困難なことがあります。

表7-4 尿沈渣所見によるスコアリング

		顆粒円柱		
		0/LPF	1〜5/LPF	≧6/LPF
尿細管 上皮細胞	0/HPF	0点	1点	2点
	1〜5/HPF	1点	2点	3点
	≧6/HPF	2点	3点	4点

Perazella MA, et al : Urine microscopy is associated with severity and worsening of acute kidney injury in hospitalized patients. Clin J Am Soc Nephrol 5(3) : 402-408, 2010. PMID 20089493 より転載

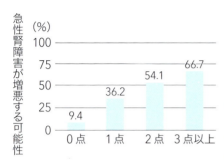

図7-1 尿沈渣スコアリングによる急性腎障害増悪の予測

Perazella MA, et al : Urine microscopy is associated with severity and worsening of acute kidney injury in hospitalized patients. Clin J Am Soc Nephrol 5(3) : 402-408, 2010. PMID 20089493 より作成

　また，重症患者では利尿剤の投与により，FENaが修飾されることが多々あります。さらに，敗血症は尿素輸送に関与するとされ[13]，FE-UNの信頼性にも限界があります[14]。

　重症患者の研究によると，3日以内に急性腎機能障害が改善するかどうかの予測において，FENaのAUROC(area under receiver operating characteristic)は0.59〜0.67，FE-UNでは0.50〜0.56でした[15, 16]。利尿剤投与がされていない場合でも，敗血症患者を除いた場合でも，AUROCは0.53〜0.64であり，信頼性が高い指標とはいえないことがわかっています。

尿沈渣による急性腎障害増悪の予測

　尿量や血清Crは，過去の腎機能を反映します。FENaやFE-UNは，現在の腎機能(尿細管機能)を反映しますが，未来の予測までは困難です。そこで，現在尿細管でどれほど壊されているかを知ることで，急性腎障害が今後増悪するかどうかを予測する方法が注目されています。尿細管の障害は，尿細管上皮細胞と顆粒円柱(memo②)の程度で判定します(表7-4)。尿沈渣で尿細管上皮細胞も顆粒円柱もなければ，急性腎障害が進行〔Acute Kidney Injury Network(AKIN)のstageで判定〕する可能性は9%ですが，尿沈渣異常があれば，36〜67%で急性腎障害は進行します(図7-1)。

　冒頭のCaseはFENa>1%でしたが，利尿剤を服用中でしたので，FE-UNを指標として利用しました。FE-UNは35%よりはやや低値で，「腎前性腎不全」とかろうじて判定できました。しかし，尿沈渣スコアは2点であり，尿細管障害が疑われました。事実，十分な補液を行ったにもかかわらず，数日間は血清Crが上昇しました。

memo②

尿沈渣による円柱の意義

　基質成分のみからなる硝子円柱は，健常者でも特に運動後にはよく出現するもので，病的意義はありません。しかし，硝子円柱以外は，腎障害を示唆する重要な所見です。硝子円柱に血球・上皮細胞などの成分が封入されると，「上皮円柱」「赤血球円柱」「白血球円柱」「脂肪円柱」などとなります。これらが尿細管内で停留する時間が長くなると，変性が進み，「顆粒円柱」となります。顆粒円柱は円柱内に封入された尿細管上皮細胞が変性して生じることが多く，腎実質障害を示唆します。さらに変性が進むと，厚い蝋のように均質化した蝋様円柱が出現します。つまり，蝋様円柱は重篤な腎疾患の存在を示唆します。

　円柱の記載を判読する時には，単位にも注意します。血球・上皮細胞類は 400 倍視野で確認する HPF（high power field）で表記し，円柱は 100 倍視野で確認する LPF（low power field）もしくは WF（whole field）で表記されることが多いですが，単位が異なれば，出現程度が大きく異なるため，尿沈渣の判読時は単位にも気を配る必要があります。

まとめ

● FENa＜1% は腎前性腎不全を示唆するが，肝硬変・心不全・ミオグロビン腎症・造影剤腎症・急性糸球体腎炎でも，FENa は低値となる。

● 慢性腎障害があると，FENa は低値にならない。

● 高度の代謝性アルカローシスがあれば，Na の代わりに Cl を用いることを検討する。

● 利尿剤投与時には，「FE-UN＜35%」で腎前性腎不全を疑う。

● 顆粒円柱や尿細管上皮円柱の出現があれば，急性腎障害はさらに進行する可能性が高い。

文献

1) Kosmadakis G, et al : The validity of fractional excretion of uric acid in the diagnosis of acute kidney injury due to decreased kidney perfusion. Am J Kidney Dis 54(6) : 1186-1187, 2009. PMID 19932879

2) Zarich S, et al : Fractional excretion of sodium. Exceptions to its diagnostic value. Arch Intern Med 145(1) : 108-112, 1985. PMID 3970621

3) Kumar D, et al : Fractional excretion of sodium and its association with prognosis of decompensated heart failure patients. J Clin Diagn Res 9(4) : OC01-3, 2015. PMID 26023577

4) Ohashi N, et al : Relationship between urinary fractional excretion of sodium and life prognosis in liver cirrhosis patients. Hepatol Res 43(11) : 1156-1162, 2013. PMID 23387436

5) Mota-Hernandez F, et al : Predictive value of fractional excretion of filtered sodium for hypertension in acute post-streptococcal glomerulonephritis. J Pediatr 104(4) : 560-563, 1984. PMID 6707818

6) Corwin HL, et al : Low fractional excretion of sodium. Occurrence with hemoglobinuric-and myoglobinuric-induced acute renal failure. Arch Intern Med 144(5) : 981-982, 1984. PMID 6712414

7) Saha H, et al : Limited value of the fractional excretion of sodium test in the diagnosis of acute renal failure. Nephrol Dial Transplant 2(2) : 79-82, 1987. PMID 3112654

8) Schück O : Fractional sodium excretion in patients with chronic renal failure with respect to the therapy. Nephron 30(1) : 95-96, 1982. https://www.karger.com/Article/Pdf/182442 PMID 7088239 2019 年 8 月 14 日閲覧

9) Nanji AJ : Increased fractional excretion of sodium in prerenal azotemia : need for careful interpretation. Clin Chem 27(7) : 1314-1315, 1981. PMID 7237815

10) Anderson RJ, et al : Urinary chloride concentration in acute renal failure. Miner Electrolyte Metab 10(2) : 92-97, 1984. PMID 6700567

11) Gotfried J, et al : Finding the cause of acute kidney injury : which index of fractional excretion is better? Cleve Clin J Med 79(2) : 121-126, 2012. PMID 22301562

12) Brosius FC, et al : Low fractional excretion of sodium in acute renal failure : role of timing of the test and ischemia. Am J Nephrol 6(6) : 450-457, 1986. PMID 3565502

13) Schmidt C, et al : Cytokine-mediated regulation of urea transporters during experimental endotoxemia. Am J Physiol Renal Physiol 292(5) : F1479-1489, 2007. PMID 17229673

14) Pépin M-N, et al : Diagnostic performance of fractional excretion of urea and fractional excretion of sodium in the evaluations of patients with acute kidney injury with or without diuretic treatment. Am J Kidney Dis 50(4) : 566-573, 2007. PMID 17900456

15) Pons B, et al : Diagnostic accuracy of early urinary index changes in differentiating transient from persistent acute kidney injury in critically ill patients;multicenter cohort study. Crit Care 17(2) : R56, 2013. PMID 23531299

16) Darmon M, et al : Diagnostic performance of fractional excretion of urea in the evaluation of critically ill patients with acute kidney injury : a multicenter cohort study. Crit Care 15(4) : R178, 2011. PMID 21794161

17) Perazella MA, et al : Urine microscopy is associated with severity and worsening of acute kidney injury in hospitalized patients. Clin J Am Soc Nephrol 5(3) : 402-408, 2010. PMID 20089493

column

FENa＜1％であるかどうかを迅速に推測する方法

　FENa は広く使われていますが，計算がやや煩雑であるとの指摘もあります。最近ではスマートフォンの普及でアプリを用いて計算をしている方も見受けられますが，より簡便に FENa を推測する方法を紹介します。

　FENa の計算式は以下のとおりです。

$$FENa(\%) = \frac{尿 Na}{血清 Na} \times \frac{血清 Cr}{尿 Cr} \times 100$$

　ここで血清 Na が 140 mEq/L，血清 Cr が 1.4 mg/dL 程度であると仮定すれば以下の式に変換できます。

$$FENa(\%) ≒ \frac{尿 Na}{尿 Cr}$$

　この式から尿 Na＜尿 Cr ならば腎臓は Na を再吸収できており FENa＜1％であり，尿 Na＞尿 Cr ならば FENa＞1％であることが推測されます。血清 Cr が 1～2 mg/dL 程度であれば大きな問題はありませんが，血清 Cr がこの値から逸脱するような場合はちゃんと計算をしたほうがよいでしょう。

column

急性腎障害のバイオマーカー

　急性腎障害を反映するバイオマーカーにはさまざまなものが知られています。古典的なバイオマーカーとしては血清 Cr や尿中アルブミンなどがありますが，最近では尿中好中球ゼラチナーゼ結合性リポカリン（NGAL）や尿中 L 型脂肪酸結合蛋白（L-FABP）などの新規バイオマーカーが注目されています。これらの新規バイオマーカーは古典的なバイオマーカーと比較して急性腎障害の早期診断に有用性が示唆されていますが（**表 1**），新規バイオマーカーを用いることで患者予後を改善できるかは明確にはなっていません。迅速・簡便・安価な検査ではないことも踏まえると現時点で積極的に用いる理由は乏しいですが，迅速かつ安価に測定できるようになれば臨床で広く使われるようになる可能性を秘めたマーカーです。

表 1　心臓手術後の急性腎障害の発症予測

	AUROC
尿中 NGAL	0.72（0.66〜0.79）
尿中 L-FABP	0.72（0.60〜0.85）
尿中 KIM-1	0.72（0.59〜0.84）
血中 NGAL	0.71（0.64〜0.77）
血中シスタチン C	0.69（0.63〜0.74）
尿中 NAG	0.69（0.60〜0.79）
尿中 IL-18	0.66（0.56〜0.76）
尿中 π-GST	0.65（0.48〜0.82）
尿中シスタチン C	0.63（0.37〜0.89）
尿中 α-GST	0.57（0.46〜0.68）

網掛けは保険収載されているマーカーであることを示す。

Ho J, et al : Urinary, Plasma, and Serum Biomarkers Utility for Predicting Acute Kidney Injury Associated With Cardiac Surgery in Adults : A Meta-analysis. Am J Kidney Dis 66（6）: 993-1005, 2015. PMID 26253993 より一部改変

1）Ho J, et al : Urinary, Plasma, and Serum Biomarkers Utility for Predicting Acute Kidney Injury Associated With Cardiac Surgery in Adults : A Meta-analysis. Am J Kidney Dis 66（6）: 993-1005, 2015. PMID 26253993

column

好酸球尿の意義

　無菌性膿尿をみた場合には好酸球尿があるかどうかを確認することは診断に役立つことがあります。好酸球尿を確認するには Wright 染色よりも Hansel 染色のほうが感度は 2〜3 倍高いため，Hansel 染色を用いるのが一般的です[1,2]。

　好酸球尿の意義としては，急性間質性腎炎の診断に役立つという報告が多数あります（表 1）。特に古い報告では診断特性はよいものが多いです。しかし腎生検結果を gold standard とした大規模な研究では好酸球尿の診断特性は限られたものであり（表 1 の網掛け部分），5％以上の好酸球尿を認めた場合に，急性間質性腎炎の可能性が少し高くなる程度であると考えたほうがよさそうです。好酸球尿は急性間質性腎炎以外にもさまざまな腎疾患（糖尿病性腎症，腎硬化症，尿路感染，糸球体腎炎，造影剤腎症，腎前性腎不全，閉塞性腎症，多発性嚢胞腎）[1-4]や回腸導管[5]で認めえます。そのため，ルーチンで検査すべき項目とはいえませんが，間質性腎炎を疑ったら参考所見として好酸球尿を確認することは理にかなっています。

　好酸球尿は腎移植後の拒絶反応に関連して認められることが報告されています[5]。これも有用性が期待はされますが，症例報告があるだけであり現時点では参考所見に過ぎません。

　住血吸虫症では非常に高度の好酸球尿（＞70％）を呈することがあります[7]。住血吸虫症の診断においては好酸球尿の診断特性は比較的良好なため，流行地域におけるスクリーニング検査として活用できます（図 1）。

表 1　好酸球尿による急性間質性腎炎の診断

	感度	特異度	LR＋	LR−	
好酸球 ≧1%	89 (51〜99)	52 (38〜65)	1.8 (1.3〜2.6)	0.21 (0.03〜1.38)	Arch Intern Med. 145(6)：1097-1099, 1985
	91 (57〜100)	85 (75〜92)	6.1 (3.5〜11)	0.11 (0.02〜0.69)	N Engl J Med. 315(24)：1516-1519, 1986
	63 (26〜90)	97 (93〜99)	22 (7.9〜60)	0.39 (0.16〜0.94)	Arch Pathol Lab Med. 113(11)：1256-1258, 1989
	40 (18〜67)	72 (55〜85)	1.4 (0.64〜3.3)	0.83 (0.54〜1.3)	Clin Nephrol. 41(3)：163-166, 1994
	31 (22〜41)	68 (64〜72)	0.97 (0.69〜1.4)	1.0 (0.88〜1.2)	Clin J Am Soc Nephrol. 8(11)：1857-1862, 2013
好酸球 ≧5%	13 (1〜53)	99 (96〜100)	22 (1.5〜319)	0.88 (0.68〜1.1)	Arch Pathol Lab Med. 113(11)：1256-1258, 1989
	89 (51〜99)	89 (77〜96)	8.3 (3.8〜18)	0.12 (0.02〜0.79)	Arch Intern Med. 145(6)：1097-1099, 1985
	20 (12〜30)	91 (88〜94)	2.2 (1.4〜3.7)	0.88 (0.79〜0.97)	Clin J Am Soc Nephrol. 8(11)：1857-1862, 2013

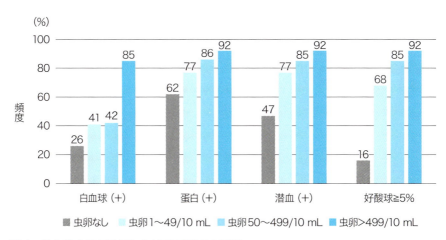

図1 住血吸虫症の診断における尿検査の意義
Eltoum IA, et al : Evaluation of eosinophiluria in the diagnosis of schistosomiasis hematobium : a field-based study. Am J Trop Med Hyg 46(6) : 732-736, 1992. PMID 1621898 より作成

1) Corwin HL, et al : The detection and interpretation of urinary eosinophils. Arch Pathol Lab Med 113(11) : 1256-1258, 1989. PMID 2479358
2) Nolan CR, et al : Eosinophiluria--a new method of detection and definition of the clinical spectrum. N Engl J Med 315(24) : 1516-1519, 1986. PMID 2431314
3) Ruffing KA, et al : Eosinophils in urine revisited. Clin Nephrol 41(3) : 163-166, 1994. PMID 8187360
4) Corwin HL, et al : Clinical correlates of eosinophiluria. Arch Intern Med 145(6) : 1097-1099, 1985. PMID 4004436
5) Lieske JC, et al : Eosinophiluria is common among patients after ileal conduit surgery. Clin Chem Lab Med 49(11) : 1869-1871, 2011. PMID 2176728
6) Zamora J, et al : Eosinophiluria as an indicator of kidney-pancreas transplant rejection. Transplant Proc 25(1 Pt 2) : 948-950, 1993. PMID 8442276
7) Eltoum IA, et al : Significance of eosinophiluria in urinary schistosomiasis. A study using Hansel's stain and electron microscopy. Am J Clin Pathol 92(3) : 329-338, 1989. PMID 2505608
8) Eltoum IA, et al : Evaluation of eosinophiluria in the diagnosis of schistosomiasis hematobium : a field-based study. Am J Trop Med Hyg 46(6) : 732-736, 1992. PMID 1621898

8 ちゃんと尿のpHをみていますか？

Case

患　者：57歳，女性。
現病歴：数年前に他院でSjögren症候群と診断されているが，通院はしていなかった。脱力で受診され，Na 137 mEq/L，K 2.2 mEq/L，Cl 110 mEq/L，Cr 0.8 mg/dL，HCO_3^- 13.7 mEq/Lのアニオンギャップ（AG）正常な代謝性アシドーシスを認めた。

	尿定性
比重	1.008
pH	7.0
蛋白	＋
糖	−
ケトン体	−
潜血	−
ウロビリノーゲン	±
ビリルビン	−
白血球	−
尿Na	98 mEq/L
尿K	30 mEq/L
尿Cl	113 mEq/L

Q 低K血症とアシドーシスの原因は何でしょうか？

尿pHは何で決まるか？

　動脈血pHは厳密に制御されています。一方，動脈血pHを一定に保つために，尿pHは大きく変動します（表8-1）。尿pHの規定因子は3つあります。
❶食事や薬剤，CO_2，体液喪失など，酸やアルカリの負荷もしくは喪失です。この場合は動脈血pHが変動しないように（アシデミアやアルカレミアを是正する方向に），尿pHは変化します。
❷腎臓の酸性化障害で，この場合はアシデミアがあるにもかかわらず，尿pHは適切な値まで下がりません。
❸膀胱内や検体採取後の細菌による変化です。

表 8-1　尿の pH の変動要因

	酸性尿(pH 4.5〜6.9)	アルカリ尿(pH 7.0〜7.9)
食事	高蛋白食，クランベリー	菜食主義，柑橘類，低炭水化物食
薬剤	塩化アンモニウム，アスコルビン酸	重炭酸ナトリウム，アセタゾラミド，ゾニサミド*，トピラマート*，クエン酸カリウム
酸塩基平衡の異常	代謝性アシドーシス　呼吸性アシドーシス(睡眠)	代謝性アルカローシス　呼吸性アルカローシス
腎疾患	慢性腎不全	尿細管アシドーシス
尿路感染	大腸菌	プロテウス，プロビデンシア，モルガネラ，クレブシエラ

＊ゾニサミドやトピラマートは，尿酸性化障害を介して尿路結石を生じることがある。

表 8-2　食事による尿 pH の変化

	基礎値	食後 2 時間値
健常者(n=20)	4.7(4.0〜5.5)	6.3(5.6〜7.2)
十二指腸潰瘍患者(n=20)	5.3(3.8〜6.6)	7.0(5.1〜8.1)
PPI 投与後(n=20)	4.8(3.8〜6.2)	4.9(3.8〜6.2)

Longkumer T, et al : Assessment of vagotomy status with postprandial urinary alkaline tide. Trop Gastroenterol 30(2) : 91-94, 2009. PMID 19760991

　尿細管機能は尿の pH を 4.5〜8.0 までは調節可能ですが，この範囲を超えている場合は，❸による機序を考えます。この点については次の第 9 章で取り上げます。

postprandial alkaline tide

　食事内容によっても異なりますが，一般的には食事摂取により胃酸が分泌されると，アルカレミア傾向となります。そのためアルカリ性尿が出現しやすくなります。これを「postprandial alkaline tide」といいます。postprandial alkaline tide は，胃酸過多であることが多い十二指腸潰瘍患者で顕著な傾向がありますが，胃酸分泌を抑えるプロトンポンプ阻害薬(PPI)の投与や迷走神経離断術[1]にて消失します(表 8-2)。

　胃酸喪失による代謝性アルカローシスは，腎臓で代償できないと顕著になりえます。たとえば腎機能が廃絶した透析患者が自己嘔吐で大量の胃液を喪失し，著明な代謝性アルカローシス〔pH 7.52，base excess(BE)＋17〕をきたした報告があります。なお，このCase は PPI の投与で酸塩基平衡は正常化しました[3]。このことからも postprandial alkaline tide の重要性が窺えます。

尿中の結晶の診断

　尿路結石にはさまざまな種類がありますが，リン酸カルシウム結石，シュウ酸カルシウ

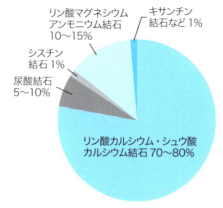

図 8-1 尿路結石の内訳
Miller NL, et al : Management of kidney stones. BMJ 334
(7591) : 468-472, 2007. PMID 17332586

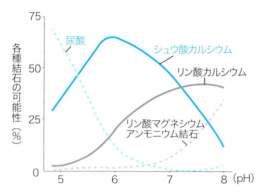

図 8-2 24 時間尿 pH と各種結石の可能性
Moreira DM, et al : Using 24-hour urinalysis to predict stone type. J Urol
190(6) : 2106-2111, 2013. PMID 23764079

ム結石，リン酸マグネシウムアンモニウム結石，尿酸結石が代表的です(図 8-1)。尿の pH を確認することで，いずれの結石であるかが推測できます(図 8-2)。すなわち，酸性尿であれば尿酸結石の可能性が高く，アルカリ尿であればリン酸マグネシウムアンモニウム結石やリン酸カルシウムの可能性が高くなります。ただし尿の pH は常に変動していますので，1 回の検査だけで決めつけてはいけません。

尿 pH の生理的変動(postprandial alkaline tide)が乏しいと，尿酸結晶が生じやすく，尿酸結石の予防には尿のアルカリ化を 2 日に 1 回行うだけでも有用という報告もあります[6]。

尿 pH 以外には尿中カルシウム(memo ①)や尿沈渣(memo ②)も尿路結石の原因推測に有用です。

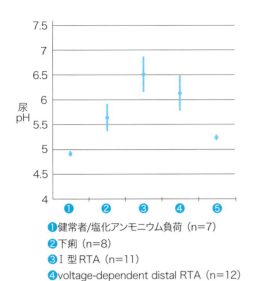
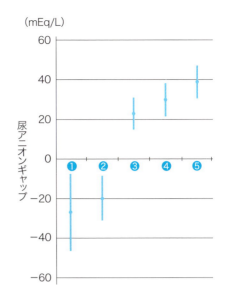

❶健常者/塩化アンモニウム負荷（n=7）
❷下痢（n=8）
❸Ⅰ型RTA（n=11）
❹voltage-dependent distal RTA（n=12）
❺Ⅳ型RTA（n=15）

図8-3　高Cl性代謝性アシドーシスの比較
糖尿病性腎症などによる低アルドステロン症が原因のⅣ型RTA（尿細管アシドーシス）と，腎後性腎不全やループス腎炎などによるvoltage-dependent distal RTAを合わせ，高K性RTAとも呼ぶ。
Battle DC, et al：The use of the urinary anion gap in the diagnosis of hyperchloremic metabolic acidosis. N Engl J Med 318（10）：594-599, 1988．PMID 3344005 より平均値±2SDの範囲で筆者作図

尿細管性アシドーシスの評価には尿アニオンギャップ（AG）

　AGが開大しない代謝性アシドーシス（高Cl性代謝性アシドーシス）には，①腎以外の原因（主に下痢によるHCO$_3^-$喪失）によるものと，②腎臓の尿酸性化障害〔尿細管アシドーシス（RTA）や腎不全〕によるものがあります。冒頭のCaseでは尿pHが低くないため，腎臓の尿酸性化障害が疑われますが，尿のpHよりも尿AGを用いるほうが診断特性に優れます（図8-3）。特にⅠ型尿細管アシドーシスでは，尿pHは5.5未満とはなりにくいとされます（表8-3）。尿AGは「尿Na＋尿K－尿Cl」で計算され，高Cl性代謝性アシドーシスでは尿にClを排泄すべき状況ですので，尿AGが負となります（正確に

---

memo①

尿カルシウム/尿Cr比≧0.25は高カルシウム尿の目安

　尿中カルシウム排泄が200〜300 mg/日以上の場合には高カルシウム尿と考えられ，尿管結石のリスク要因となります。スポット尿で検査する場合は，尿カルシウム（mg/dL）/尿Cr（mg/dL）≧0.25が基準値となります[7]。しかし，この比率は空腹時と比較して食後には0.132ほど高値となったり[8]，濃縮尿では副甲状腺機能亢進症であっても，異常高値とはなりにくい[9]など，信頼性に問題があります。そこでスポット尿による高カルシウム尿の評価は，あくまで目安と考えるべきです。

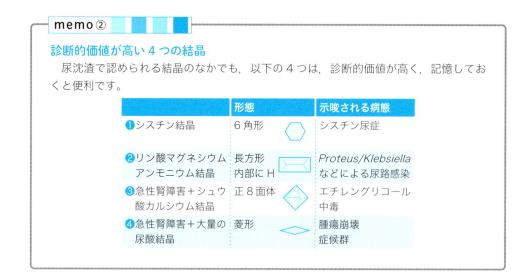

表8-3 尿細管性アシドーシスの分類

	I型尿細管性アシドーシス（遠位尿細管型）	II型尿細管性アシドーシス（近位尿細管型）	IV型尿細管性アシドーシス
基礎疾患	Sjögren症候群，関節リウマチ，腎移植，髄質海綿腎，慢性閉塞性尿路疾患，薬剤（アムホテリシンB，リチウム）	Fanconi症候群，軽鎖腎症	糖尿病性腎症，慢性間質性腎炎
尿中 NH_4^+	低値	正常	低値
血清K値	低い～正常	低い～正常	高い
尿の最低 pH	5.5 以上	5.5 未満	5.5 未満
HCO_3^- 負荷 $FE-HCO_3^-$	5% 未満	10～15% 以上	5～10% 以上

Santos F, et al : Clinical and laboratory approaches in the diagnosis of renal tubular acidosis. Pediatr Nephrol 30（12）: 2099-2107, 2015. PMID 25823989 より筆者改変

は，腎からの酸排泄として NH_4Cl を尿排泄しています）。もし尿 AG が正であれば，尿細管障害が存在すると考えます。冒頭の Case も尿 AG は正となり，Sjögren 症候群による I 型尿細管性アシドーシスと考えられました。

ただし，稀なタイプである II 型尿細管性アシドーシスでは，近位尿細管で HCO_3^- が再吸収できないことが原因であり（$FE-HCO_3^-$ > 15%），尿 AG は負となることも正となることもあります[12]。

- 尿路結石で酸性尿ならば尿酸結石，アルカリ尿ならばリン酸マグネシウムアンモニウム結石，リン酸カルシウム結石，の可能性が高くなる。

- 尿酸性化の指標には，尿 pH よりも尿 AG が有用である。

文献

1) Ahmad A : Abolition of postprandial alkaline tide after vagotomy and its use as a screening test in the assessment of vagotomy. Br J Surg 73(11) : 917-919, 1986. PMID 3790925
2) Longkumer T, et al : Assessment of vagotomy status with postprandial urinary alkaline tide. Trop Gastroenterol 30(2) : 91-94, 2009. PMID 19760991
3) Kirsch BM, et al : Metabolic alkalosis in a hemodialysis patient ; successful treatment with a proton pump inhibitor. Clin Nephrol 66(5) : 391-394, 2006. PMID 17140170
4) Miller NL, et al : Management of kidney stones. BMJ 334(7591) : 468-472, 2007. PMID 17332586
5) Moreira DM, et al : Using 24-hour urinalysis to predict stone type. J Urol 190(6) : 2106-2111, 2013. PMID 23764079
6) Rodman JS : Prophylaxis of uric acid stones with alternate day doses of alkaline potassium salts. J Urol 145(1) : 97-99, 1991. PMID 1845774
7) Emamghorashi F, et al : Hypercalciuria in Jahrom's school-age children ; what is normal calcium-creatinine ratio? Iran J Kidney Dis 4(2) : 112-115, 2010. PMID 20404420
8) Jones AN, et al : Fasting and postprandial spot urine calcium-to-creatinine ratios do not detect hypercalciuria. Osteoporos Int 23(2) : 553-562, 2012. PMID 21347742
9) Wills MR : The urinary calcium-creatinine ratio as a measure of urinary calcium excretion. J Clin Pathol 22(3) : 287-290, 1969. PMID 5784980
10) Batlle DC, et al : The use of the urinary anion gap in the diagnosis of hyperchloremic metabolic acidosis. N Engl J Med 318(10) : 594-599, 1988. PMID 3344005
11) Santos F, et al : Clinical and laboratory approaches in the diagnosis of renal tubular acidosis. Pediatr Nephrol 30(12) : 2099-2107, 2015. PMID 25823989
12) Reddy P : Clinical approach to renal tubular acidosis in adult patients. Int J Clin Pract 65(3) : 350-360, 2011. PMID 21314872

column

代謝性アルカローシスにおける
低い尿 Cl 値は嘔吐を示唆する

代謝性アルカローシスの鑑別において尿 Cl 値は重要です(**図 1**)。尿 Cl 値が低ければ消化管からの Cl 喪失が疑われます。代謝性アルカローシスでは血清 HCO_3^- が高くなりますので, 電荷を保つために血清 Cl^- は低くなります。腎臓の機能が正常であれば血清 Cl を保つために尿 Cl 排泄は抑制されるはずであると考えればわかりやすいでしょう。囊胞性線維症や先天性クロール下痢症, 絨毛腺腫の一部, 下剤乱用の一部でも代謝性アルカローシスかつ低い尿 Cl 値となりえますが, 多くの下痢では代謝性アシドーシスとなるため, 尿 Cl 値が低い場合は嘔吐などによる胃液の喪失を第一に考えます(**表 1**)。胃液(HCl)の喪失が原因ですから Cl(生理食塩水)の投与に反応することが予測されます。

血清電解質に異常を認めなくても尿 Cl 値<尿 Na 値であれば胃液を喪失している可能性があり, 過食嘔吐症を疑うという報告もあります(**表 2**)。

尿 Cl 値が高い代謝性アルカローシスでは循環血漿量減少に伴う二次性アルドステロン血症や原発性アルドステロン症, Cushing 症候群, 甘草による偽性アルドステロン症, 利尿剤投与, Bartter 症候群, Gitelman 症候群など多くの疾患が鑑別に考えられます。

尿 Cl≦20 mEq/L
・嘔吐 (胃液喪失)

尿 Cl>20 mEq/L
・利尿剤投与中 ・アルドステロン過剰 ・重度の K 喪失

図 1　代謝性アルカローシスにおける尿 Cl 値

表 1　分泌物と電解質組成

	Na(mEq/L)	K(mEq/L)	Cl(mEq/L)	HCO₃(mEq/L)
通常便	20〜30	55〜75	15〜25	0
嘔吐/胃液排液	20〜100	10〜15	120〜160	0
炎症性下痢	50〜100	15〜20	50〜100	10
分泌性下痢	40〜140	15〜40	25〜105	20〜75
先天性クロール下痢症	30〜80	15〜60	120〜150	<5
絨毛腺腫	70〜150	15〜80	50〜150	不明
回腸瘻(新規)	115〜140	5〜15	95〜125	30
回腸瘻(適応期)	40〜90	5	20	15〜30

Cl を喪失するが HCO_3 を喪失しないのは胃液喪失と先天性クロール下痢症, 絨毛腺腫の一部である

Gennari FJ, et al : Acid-base disturbances in gastrointestinal disease. Clin J Am Soc Nephrol 3 (6) : 1861-1868, 2008. PMID 18922984

表2 過食嘔吐症の電解質所見

	過食嘔吐症	対照群
血清 Na(mEq/L)	139.5±2.2	137.8±1.7
血清 K(mEq/L)	4.0±0.4	4.5±0.5
血清 Cl(mEq/L)	103.4±3.1	104.3±1.8
血清 HCO_3(mEq/L)	27.0±2.6	25.4±1.7
尿 Na(mEq/L)	131.8±78.8	94.9±59.3
尿 K(mEq/L)	58.9±48.1	68.3±46.4
尿 Cl(mEq/L)	80.6±56.6	118.0±70.3
尿 pH	6.87±1.28	6.37±0.88
尿 AG	85.2±70.9	44.1±37.0
FENa(%)	0.92±0.61	0.54±0.29
FECl(%)	0.84±0.68	0.91±0.47
尿 Na/尿 Cl	2.40±2.61	0.80±0.23

Crow SJ, et al : Urine electrolytes as markers of bulimia nervosa. Int J Eat Disord 30(3) : 279-287, 2001. PMID 11746287 より転載

1) Gennari FJ, et al : Acid-base disturbances in gastrointestinal disease. Clin J Am Soc Nephrol 3(6) : 1861-1868, 2008. PMID 18922984
2) Crow SJ, et al : Urine electrolytes as markers of bulimia nervosa. Int J Eat Disord 30(3) : 279-287, 2001. PMID 11746287

9 尿路感染の起因菌は何か？

Case

患　者：83歳，女性。
現病歴：糖尿病，脳梗塞の既往があり，施設入所中。尿路感染，誤嚥性肺炎にて入退院を繰り返している。3日前から食欲がなく，37℃後半の発熱があり，外来を受診した。呼吸状態は良好で，胸部X線写真では明らかな浸潤影は認めない。

	尿定性
比重	1.030
pH	6.5
蛋白	3+
糖	3+
ケトン体	＋
潜血	＋
ウロビリノーゲン	±
ビリルビン	－
白血球	±
亜硝酸塩	－

Q 尿検査では白血球エステラーゼ定性（±），亜硝酸塩（－）ですが，尿路感染症は否定してよいでしょうか？

尿路感染症の診断

　尿定量培養で $10^3 \sim 10^5$ CFU/mL 以上の菌量が検出され，何らかの症候を呈している場合に，尿路感染症と診断します。尿路感染症では，細菌尿とそれに対する生体反応として，膿尿を認めるのが通常です。もし細菌尿があっても膿尿がなければ，無症候性細菌尿などを考えます（表9-1）。また，無菌性膿尿では，一般細菌によらない尿路感染や非感染性の炎症性疾患を考えます。

　尿路感染を疑った時の検体は，清拭後の中間尿が望ましいですが，成人女性では清拭を省いた中間尿でも，同等のコンタミネーション率であると報告されています（表9-2）。初尿はコンタミネーション率が高いため使用しませんが，クラミジアや淋菌などによる尿道炎を疑った場合には，初尿を採取します。なお，初尿の白血球エステラーゼ定性は，男性の尿道炎に対して感度69％，特異度81％[2]，女性のクラミジア感染に対して感度53％，

表 9-1　細菌尿と膿尿による分類

	膿尿（＋）	膿尿（−）
細菌尿（＋）	尿路感染 外陰部炎症疾患	無症候性細菌尿 常在菌混入・増殖 放置尿
細菌尿（−）	非一般細菌性尿路感染（クラミジア・抗酸菌など） 糸球体腎炎・間質性腎炎・間質性膀胱炎 悪性腫瘍・放射線照射・腎臓結石	

LaRocco MT, et al : Effectiveness of preanalytic practices on contamination and diagnostic accuracy of urine cultures ; a laboratory medicine best practices systematic review and meta?analysis. Clin Microbiol Rev 29 （1）: 105-147, 2016. PMID 26598386 より一部改変

表 9-2　検体採取方法とコンタミネーション率の違い

	検体採取方法	比較	OR
成人女性	清拭後中間尿	中間尿	1.04（0.63〜1.73）
成人男性	清拭後中間尿	初尿	0.33（0.15〜0.77）
	清拭後中間尿	中間尿	0.57（0.25〜1.31）
小児	清拭後中間尿	中間尿	0.27（0.14〜0.51）
	清拭後中間尿	採尿バッグ	0.28（0.17〜0.46）

成人においては清拭を省いた中間尿でも，コンタミネーションは有意には増加しない。
■ は有意差のあるもの。

LaRocco MT, et al : Effectiveness of preanalytic practices on contamination and diagnostic accuracy of urine cultures ; a laboratory medicine best practices systematic review and meta-analysis. Clin Microbiol Rev 29 （1）: 105-147, 2016. PMID 26598386 より転載

特異度 67%[3] と診断特性は低いため，核酸検査を行う必要があります。

膿尿の判断

　尿中に白血球が存在する場合を，膿尿と呼びます。尿定性（白血球エステラーゼ反応）では，顆粒球しか検出できず，リンパ球には反応しません。一方，多少崩壊した好中球や腟分泌物で偽陽性となりえます（memo）。偽陰性は糖質＞3 g/dL，蛋白＞500 mg/dL，高比重，酸性化物質の混入などが知られています。

　尿沈渣鏡検では，白血球 5/HPF 以上（20 個/μL 相当）で陽性と判定します。

　日本で市販されている白血球定性の（±）は 10〜25 個/μL，（1＋）で 25〜75 個/μL，（2＋）で 75〜250 個/μL，（3＋）で 500 個/μL に相当します。

細菌尿の判断

　試験紙法では，細菌が硝酸塩を還元し，亜硝酸塩とすることを利用して細菌尿を検出します。食品などから摂取した硝酸塩が尿中に存在すること，硝酸塩を亜硝酸塩に還元する菌種が膀胱内に存在すること，尿路への貯留時間が 4 時間以上あることが，亜硝酸塩の検出には必要です。腸内細菌群は亜硝酸塩に還元できますが，緑膿菌は還元するのに時間が

> **memo**
>
> **尿定性の経時的変化**
>
> 尿検体が放置されても，白血球エステラーゼ反応は変化しないことが多いです。
>
> 亜硝酸塩は尿検体を放置することで，陽性化しえます。さらに時間が経過すると，亜硝酸塩が分解され陰性化します。
>
> | | 尿検体放置による変化 |
> |---|---|
> | 蛋白 | 変化なし |
> | 糖 | 陰性化 |
> | 潜血 | 陽性化，その後陰性化 |
> | 白血球反応 | 変化なし～陰性化 |
> | 亜硝酸塩 | 軽度陽性化，その後陰性化 |
> | ウロビリノーゲン | 陰性化 |
> | ビリルビン | 陰性化 |
> | ケトン体 | 陰性化 |
> | pH | アルカリ化 |
> | 比重 | 軽度増加 |
>
> また，尿試験紙を保存している容器の蓋が開いた状態で2週間以上放置すると，試薬が変色し，約半数で亜硝酸塩は偽陽性となります[4]。同様に試験紙を空気に長期間曝しておくと，尿糖偽陽性，尿潜血偽陰性となりますが，尿蛋白への影響はほとんどありません[5]。

かかります。ブドウ球菌は還元できますが，連鎖球菌や腸球菌は還元することができません[6]。またアスコルビン酸の存在で偽陰性が生じます[7]。これらのことから推測されるように，亜硝酸塩は感度が低いことが問題です。一方，血清ビリルビン値が高い時は偽陽性が報告されています（機序不明）[8]。

試験紙法と尿沈渣による尿路感染の診断

試験紙法における亜硝酸塩の感度は低く，陰性でも尿路感染は否定できませんが，亜硝酸塩が陽性ならば，尿路感染を強く疑う根拠となります。白血球エステラーゼの感度は比較的高く，亜硝酸塩と共に陰性であれば，尿路感染の可能性を下げます。両者を組み合わせて使うことで，より高い診断特性が得られます。

尿沈渣は試験紙法と比較して簡便性に劣りますが，信頼性が高いです（表9-3）。また白血球数や細菌数によって，尿路感染の可能性を段階的に評価することもできます（表9-4）。

尿のグラム染色は，最も診断特性がよい迅速検査です（表9-3）。グラム染色（非遠心検体）で1個/HPFの細菌があれば，定量培養 10^5 CFU/mL に相当します。グラム染色では，多核球と細菌の数のみならず，扁平上皮や貪食像の有無によりコンタミネーションの可能性も判断できます。白血球の形状が保たれていない場合には，活動性の低い炎症像と判断

表 9-3 小児における尿路感染の診断

	AUROC[9]	感度[9]	特異度[9]	LR+[10]	LR−[10]
尿試験紙法					
白血球エステラーゼ定性	0.88	79(73〜84)	87(80〜92)	5.5(4.1〜7.3)	0.26(0.18〜0.36)
亜硝酸塩	0.87	49(41〜57)	98(96〜99)	16(11〜24)	0.51(0.43〜0.60)
白血球エステラーゼまたは亜硝酸塩	0.91	88(82〜91)	79(69〜87)	6.1(4.3〜8.6)	0.20(0.16〜0.26)
白血球エステラーゼかつ亜硝酸塩	0.90	45(30〜61)	98(96〜99)	28(17〜46)	0.37(0.26〜0.52)
尿沈渣					
尿沈渣で白血球	0.88	74(67〜80)	86(82〜90)	5.9(4.1〜8.5)	0.27(0.20〜0.37)
尿沈渣で細菌	0.96	88(75〜94)	92(83〜96)	15(8.6〜25)	0.19(0.14〜0.24)
グラム染色					
細菌	0.98	91(80〜96)	96(92〜98)	23	0.09

診断特性の優れる項目ほど濃色で示す。

LR に関しては，可能性を下げるものはグレーで，可能性を高めるものは色で示す。

グラム染色の LR は，感度・特異度から計算。

Williams GJ, et al : Absolute and relative accuracy of rapid urine tests for urinary tract infection in children : a meta-analysis. Lancet Infect Dis 10(4) : 240-250, 2010. PMID 20334847

Whiting P, et al : Rapid tests and urine sampling techniques for the diagnosis of urinary tract infection(UTI) in children under five years : a systematic review. BMC Pediatr 5(1) : 4, 2005. PMID 15811182 より作成

表 9-4 成人女性における尿路感染の診断

	感度	特異度	LR+	LR−
尿試験紙法				
白血球エステラーゼ定性(LE)				
>0	75〜91	41〜87	1.5〜5.6	0.2〜0.4
>1+	79(58〜93)	58(41〜75)	1.9(1.2〜2.9)	0.4(0.2〜0.8)
>2+	50(29〜71)	86(71〜95)	3.6(1.5〜8.9)	0.6(0.4〜0.9)
亜硝酸塩	34〜42	94〜98	7.5〜25	0.6〜0.7
尿蛋白>1+	46(26〜76)	86(71〜95)	3.3(1.3〜8.3)	0.6(0.4〜0.9)
尿潜血>1+	83(63〜95)	61(44〜77)	2.1(1.4〜3.4)	0.3(0.1〜0.7)
LE>0 または亜硝酸塩	85〜92	39〜53	1.5〜1.8	0.2〜0.3
LE>0 かつ亜硝酸塩	27〜38	91〜100	3.4〜∞	0.6〜0.8
尿沈渣				
WBC>0 個/HPF	96	47	1.8(1.3〜2.5)	0.1(0.0〜0.6)
WBC>5 個/HPF	81	64	2.2(1.9〜2.6)	0.3(0.2〜0.4)
WBC>10 個/HPF	80	65	2.3(1.9〜2.7)	0.3(0.2〜0.4)
WBC>50 個/HPF	71	89	6.4(2.4〜17)	0.3(0.2〜0.6)
WBC>200 個/HPF	54	94	9.8(2.4〜39)	0.5(0.3〜0.8)
RBC>5/HPF	61	70	2.0(1.6〜2.6)	0.6(0.5〜0.6)
細菌>0	83	67	2.5(2.0〜3.2)	0.3(0.2〜0.4)
細菌>1+	81	59	2.0(1.7〜2.2)	0.3(0.3〜0.4)
細菌>2+	41	98	22(7.0〜69)	0.6(0.5〜0.7)
細菌>3+	11	99	9.0(2.1〜39)	0.9(0.8〜1.0)

診断特性の優れる項目ほど濃色で示す。

LR に関しては，可能性を下げるものはグレーで，可能性を高めるものは色で示す。

Meister L, et al : History and physical examination plus laboratory testing for the diagnosis of adult female urinary tract infection. Acad Emerg Med 20(7) : 631-645, 2013. PMID 23859578 より作成

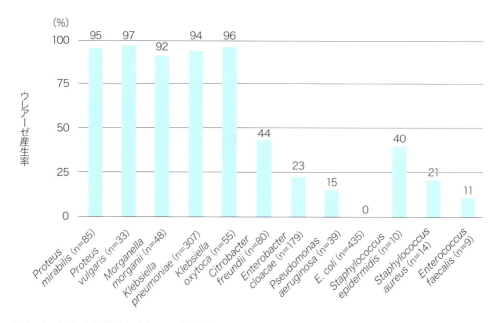

図 9-1　尿中分離細菌のウレアーゼ活性
新井豊，他：尿中分離細菌のウレアーゼ活性．泌尿器科紀要 35(2)：277-281, 1989 より作成

できますし，細菌の形態から起因菌の推定も可能です。

　冒頭の Case は，高比重，尿蛋白強陽性，尿糖強陽性であり，白血球エステラーゼ定性が陽性化しにくい条件が揃っていますので，尿沈渣検査を行った結果，白血球は 20〜29 個/HPF，細菌(2＋)という結果が得られました。グラム染色ではグラム陽性連鎖球菌が検出され，亜硝酸塩陰性であることにも合致しました。ペニシリン系抗菌薬にて治療開始し，後日尿培養で腸球菌(*Enterococcus faecalis*)が同定されました。

尿 pH による起因菌推定

　尿 pH が 4.5 未満もしくは 8.0 超の場合は，生理的範囲では説明できません。尿路感染の場合に酸性尿となることもありますが[12]，臨床的意義が高いのはアルカリ尿です。尿 pH＞8.0 であれば，ウレアーゼ産生菌の関与を考えます。代表的な菌種は *Proteus mirabilis* や *Klebsiella pneumoniae*，*Morganella morganii* です(図 9-1)。一方，大腸菌(*E. coli*)はウレアーゼを産生することはありませんし，緑膿菌(*Pseudomonas aeruginosa*)，腸球菌(*Enterococcus* spp.)も産生率は低いです。尿 pH が高いことは，リン酸マグネシウムアンモニウム結石ができやすいことに関連します。

　亜硝酸塩，尿 pH，グラム染色を組み合わせることで，起因菌を推定することができます(図 9-2)。

亜硝酸塩陽性
- 腸内細菌群
- 腐性ブドウ球菌
(腸球菌・連鎖球菌は否定的で，緑膿菌の可能性も下がる)

尿 pH>8.0
- *Proteus*
- *Klebsiella*
- *Morganella*
(リン酸マグネシウムアンモニウム結晶がある場合も同様)

グラム染色
- グラム陰性桿菌
  →腸内細菌群
- 細いグラム陰性桿菌
  →緑膿菌
- グラム陽性球菌
  →腸球菌・連鎖球菌

図 9-2　尿の迅速検査による起因菌推定

まとめ

- 膿尿や細菌尿が存在することと，尿路感染症は同義ではない。

- 試験紙法による亜硝酸塩は，主に腸内細菌群による細菌尿を示唆するが，感度は高くない。

- 試験紙法は簡便さに勝る。尿沈渣は信頼性に勝る。

- 尿 pH>8.0 であれば，*Proteus*，*Klebsiella*，*Morganella* が起因菌である可能性が高くなる。

- グラム染色は尿路感染の診断に対する信頼性が高いばかりか，起因菌推定にも非常に有用である。

文献

1) LaRocco MT, et al : Effectiveness of preanalytic practices on contamination and diagnostic accuracy of urine cultures : a laboratory medicine best practices systematic review and meta-analysis. Clin Microbiol Rev 29(1) : 105-147, 2016. PMID 26598386

2) Jackson DJ, et al : Urethral infection in a workplace population of East African men : evaluation of strategies for screening and management. J Infect Dis 175(4) : 833-838, 1997. PMID 9086138

3) Chow JM, et al : Is urine leukocyte esterase test a useful screening method to predict Chlamydia trachomatis infection in women? J Clin Microbiol 34(3) : 534-536, 1996. PMID 8904409

4) Gallagher EJ, et al : Performance characteristics of urine dipsticks stored in open containers. Am J Emerg Med 8(2) : 121-123, 1990. PMID 2302279

5) Cohen HT, et al : Air-exposed urine dipsticks give false-positive results for glucose and false-negative results for blood. Am J Clin Pathol 96(3) : 398-400, 1991. PMID 1877540

6) Sleigh JD : Detection of bacteriuria by a modification of the nitrite test. Br Med J 1(5437) : 765-767, 1965. PMID 14248449

7) James GP, et al : Urinary nitrite and urinary-tract infection. Am J Clin Pathol 70(4) : 671-678, 1978. PMID 30276

8) Watts S, et al : Is there a link between hyperbilirubinemia and elevated urine nitrite. Am J Emerg Med 25(1) : 10-14, 2007. PMID 17157676

9) Williams GJ, et al : Absolute and relative accuracy of rapid urine tests for urinary tract infection in children : a meta-analysis. Lancet Infect Dis 10(4) : 240-250, 2010. PMID 20334847

10) Whiting P, et al : Rapid tests and urine sampling techniques for the diagnosis of urinary tract infection(UTI) in children under five years : a systematic review. BMC Pediatr 5(1) : 4, 2005. PMID 15811182

11) Meister L, et al : History and physical examination plus laboratory testing for the diagnosis of adult female urinary tract infection. Acad Emerg Med 20(7) : 631-645, 2013. PMID 23859578

12) Hansen S, et al : Urinary bacteria ; potential source of some organic acidurias. Clin Chim Acta 39(1) : 71-74, 1972. PMID 5038764

13) 新井豊，他：尿中分離細菌のウレアーゼ活性．泌尿器科紀要 35(2) : 277-281, 1989.

column

性感染症における尿試験紙の役割

尿試験紙の白血球エステラーゼ反応を利用することで，さまざまな性感染症の診断が可能です。

女性における白血球エステラーゼ反応

腟分泌物や子宮頸管分泌物の白血球エステラーゼ反応陽性は淋菌やクラミジアの感染と関連があります（表 1）。しかし残念ながら診断特性は非常に限られています。

炎症が存在すればその原因に関わらず白血球エステラーゼ反応は陽性となりますのでトリコモナス腟症，カンジダ腟症，細菌性腟症においても白血球エステラーゼ反応は陽性となりえます（表 2）。このように腟分泌物に対する白血球エステラーゼ反応で性感染症を診断するには特異度が低いことが問題です。

初尿の白血球エステラーゼ反応が陽性であれば尿道炎の存在が示唆されます。しかし初尿の白血球エステラーゼ反応による淋菌やクラミジアの検出感度は低いため，その有用性は限られます（表 1，表 3）。そこで性感染症の診断には淋菌やクラミジアの核酸同定検査が推奨されます。

表 1　白血球エステラーゼ反応による性感染症の診断

		感度	特異度	LR＋	LR－
淋菌	腟分泌物[1]	86（56〜98）	33（25〜41）	1.3（1.0〜1.6）	0.4（0.1〜1.6）
	子宮頸管分泌物[1,2]	68〜85	33〜44	1.2〜1.3	0.5〜0.7
	女性初尿[3]	61	53	1.3	0.7
クラミジア	腟分泌物[1]	86（63〜96）	33（26〜42）	1.3（1.0〜1.6）	0.4（0.2〜1.2）
	子宮頸管分泌物[1,4]	80〜93	32〜86	1.2〜6.7	0.1〜0.6
	女性初尿[3,5]	67〜77	49〜52	1.2〜1.5	0.5〜0.9

Chacko MR, et al : Leukocyte esterase dipstick as a rapid screening test for vaginitis and cervicitis. J Pediatr Adolesc Gynecol 9（4）: 185-189, 1996. PMID 8957772
Knud-Hansen CR, et al : Surrogate methods to diagnose gonococcal and chlamydial cervicitis : comparison of leukocyte esterase dipstick, endocervical gram stain, and culture. Sex Transm Dis 18（4）: 211-216, 1991. PMID 1722912
Behets FM-TF, et al : Laboratory diagnosis of sexually transmitted infections in women with genital discharge in Madagascar : implications for primary care. Int J STD AIDS 13（9）: 606-611, 2002. PMID 12230924
el-Shourbagy M, et al : The usefulness of screening for chlamydial trachomatis infection with cervical mucus leukocyte esterase. J Obstet Gynecol Res 24（1）: 21-25, 1998. PMID 9564101
Coble B-I, et al : Urine-based testing for Chlamydia trachomatis using polymerase chain reaction, leucocyte esterase and urethral and cervical smears. Scand J Clin Lab Invest 66（4）: 269-277, 2006. PMID 16777755 より作成

表 2　腟分泌物の白血球エステラーゼ反応による腟感染症の診断

	感度	特異度	LR＋	LR－
トリコモナス腟症[1]	83（58〜96）	29（20〜41）	1.2（0.9〜1.5）	0.6（0.2〜1.7）
カンジダ腟症[1,6]	65〜66	25〜44	0.9〜1.6	0.3〜1.4
細菌性腟症[1,6]	73〜76	28〜44	1.1〜1.3	0.6〜0.9

Chacko MR, et al : Leukocyte esterase dipstick as a rapid screening test for vaginitis and cervicitis. J Pediatr Adolesc Gynecol 9（4）: 185-189, 1996. PMID 8957772
Mårdh P-A, et al : Leukocyte esterase activity in vaginal fluid of pregnant and non-pregnant women with vaginitis/vaginosis and in controls. Infect Dis Obstet Gynecol 11（1）: 19-26, 2003. PMID 12839629 より作成

表3 複数の病原体を対象にした女性初尿の白血球エステラーゼ反応

	感度	特異度	LR＋	LR−
淋菌・クラミジア	28〜58	54〜75	1.1〜1.3	0.8〜1.0
淋菌・クラミジア・トリコモナス	38〜64	62〜78	1.7	0.6〜0.8

Behets FM-TF, et al : Laboratory diagnosis of sexually transmitted infections in women with genital discharge in Madagascar : implications for primary care. Int J STD AIDS 13(9) : 606-611, 2002. PMID 12230924
Tyndall MW, et al : Predicting Neisseria gonorrhoeae and Chlamydia trachomatis infection using risk scores, physical examination, microscopy, and leukocyte esterase urine dipsticks among asymptomatic women attending a family planning clinic in Kenya. Sex Transm Dis 26(8) : 476-482, 1999. PMID 10494940 より作成

男性初尿の白血球エステラーゼ反応

男性においては女性と比較して初尿の白血球エステラーゼ反応の特異度が高く，淋菌性尿道炎やクラミジア尿道炎の診断に白血球エステラーゼ反応は有用です（表4）。

表4 男性初尿の白血球エステラーゼ反応による性感染症の診断

	感度	特異度	LR＋	LR−
クラミジア[5, 8〜12]	28〜89	59〜98	2.1〜39	0.1〜0.8
淋菌[8, 10]	63〜92	57〜91	2.1〜6.8	0.1〜0.4
淋菌・クラミジア[10, 13〜17]	42〜76	67〜95	2.1〜9.5	0.3〜1.0
淋菌・クラミジア・トリコモナス[18]	69(55〜80)	81(77〜85)	3.7(2.9〜4.8)	0.4(0.3〜0.6)

色はLR＞2，グレーはLR＜0.5の項目を示す。

尿試験紙を用いる意義

淋菌感染やクラミジア感染の信頼性の高い検査は核酸同定検査です。また淋菌培養は薬剤感受性も判断できるメリットがあります。診断特性だけを考えれば尿試験紙を用いる意義はあまりありませんが，尿試験紙にはいくつかのメリットがあります。まず安価で迅速に結果が得られることです。臨床的に性感染症が疑われ，尿試験紙で矛盾しない結果が得られれば核酸同定検査や培養の結果が得られる前に治療を開始することは理にかなっています。

また，保険収載されている核酸同定検査は性感染症を起こす菌のうち淋菌とクラミジア（*Chlamydia trachomatis*）に対してのみです。それ以外にも *Mycoplasma genitalium*，*Mycoplasma hominis*，*Ureaplasma urealyticum* などが性感染症を起こす可能性がある菌として知られており，これらの菌は培養が容易ではなく検出が困難です。

Mycoplasma genitalium 感染の診断に初尿の白血球エステラーゼが有用であるとの報告があり（表5），非淋菌・非クラミジア性尿道炎の診断においては尿試験紙の役割が大きいともいえます。

表5 白血球エステラーゼ反応による *Mycoplasma genitalium* 感染の診断

	感度	特異度	LR＋	LR−
男性初尿	70.8	55.6	1.6	0.52
女性初尿	75.0	47.8	1.4	0.52

Högdahl M, et al : Leucocyte esterase testing of first-voided urine and urethral and cervical smears to identify Mycoplasma genitalium-infected men and women. Int J STD AIDS 18(12) : 835-838, 2007. PMID 18073017

1) Chacko MR, et al : Leukocyte esterase dipstick as a rapid screening test for vaginitis and cervicitis. J Pediatr Adolesc Gynecol 9(4) : 185-189, 1996. PMID 8957772

2) Knud-Hansen CR, et al : Surrogate methods to diagnose gonococcal and chlamydial cervicitis : comparison of leukocyte esterase dipstick, endocervical gram stain, and culture. Sex Transm Dis 18 (4) : 211-216, 1991. PMID 1722912

3) Behets FM-TF, et al : Laboratory diagnosis of sexually transmitted infections in women with genital discharge in Madagascar : implications for primary care. Int J STD AIDS 13 (9) : 606-611, 2002. PMID 12230924

4) el-Shourbagy M, et al : The usefulness of screening for chlamydial trachomatis infection with cervical mucus leukocyte esterase. J Obstet Gynaecol Res 24(1) : 21-25, 1998. PMID 9564101

5) Coble B-I, et al : Urine-based testing for *Chlamydia trachomatis* using polymerase chain reaction, leucocyte esterase and urethral and cervical smears. Scand J Clin Lab Invest 66 (4) : 269-277, 2006. PMID 16777755

6) Mårdh P-A, et al : Leukocyte esterase activity in vaginal fluid of pregnant and non-pregnant women with vaginitis/vaginosis and in controls. Infect Dis Obstet Gynecol 11(1) : 19-26, 2003. PMID 12839629

7) Tyndall MW, et al : Predicting *Neisseria gonorrhoeae* and *Chlamydia trachomatis* infection using risk scores, physical examination, microscopy, and leukocyte esterase urine dipsticks among asymptomatic women attending a family planning clinic in Kenya. Sex Transm Dis 26 (8) : 476-482, 1999. PMID 10494940

8) Schwebke JR, et al : Use of a urine enzyme immunoassay as a diagnostic tool for *Chlamydia trachomatis* urethritis in men. J Clin Microbiol 29(11) : 2446-2449, 1991. PMID 1774248

9) Sellors JW, et al : Screening urine with a leukocyte esterase strip and subsequent chlamydial testing of asymptomatic men attending primary care practitioners. Sex Transm Dis 20 (3) : 152-157, 1993. PMID 8511709

10) McNagny SE, et al : Urinary leukocyte esterase test : a screening method for the detection of asymptomatic chlamydial and gonococcal infections in men. J Infect Dis 165 (3) : 573-576, 1992. PMID 1538163

11) Anestad G, et al : Screening urine samples by leukocyte esterase test and ligase chain reaction for chlamydial infections among asymptomatic men. J Clin Microbiol 33 (9) : 2483-2484, 1995. PMID 7494054

12) Hedin G, et al : Urethritis associated with *Chlamydia trachomatis* : comparison of leukocyte esterase dipstick test of first-voided urine and methylene blue-stained urethral smear as predictors of chlamydial infection. APMIS 109(9) : 595-600, 2001. PMID 11878712

13) Tyndall MW, et al : Leukocyte esterase urine strips for the screening of men with urethritis--use in developing countries. Genitourin Med 70(1) : 3-6, 1994. PMID 8300096

14) Patrick DM, et al : Unsatisfactory performance of the leukocyte esterase test of first voided urine for rapid diagnosis of urethritis. Genitourin Med 70(3) : 187-190, 1994. PMID 8039783

15) Alary M, et al : Sexually transmitted infections in male clients of female sex workers in Benin : risk factors and reassessment of the leucocyte esterase dipstick for screening of urethral infections. Sex Transm Infect 79(5) : 388-392, 2003. PMID 14573834

16) Werner MJ, et al : Urinary leukocyte esterase screening for asymptomatic sexually transmitted disease in adolescent males. J Adolesc Health 12(4) : 326-328, 1991. PMID 1907197

17) Bowden FJ : Reappraising the value of urine leukocyte esterase testing in the age of nucleic acid amplification. Sex Transm Dis 25(6) : 322-326, 1998. PMID 9662768

18) Jackson DJ, et al : Urethral infection in a workplace population of East African men : evaluation of strategies for screening and management. J Infect Dis 175(4) : 833-838, 1997. PMID 9086138

19) Högdahl M, et al : Leucocyte esterase testing of first-voided urine and urethral and cervical smears to identify Mycoplasma genitalium-infected men and women. Int J STD AIDS 18 (12) : 835-838, 2007. PMID 18073017

10

この尿は臭う。何かあるぞ。

Case

患　者：57歳，男性。
現病歴：2年前に大腸憩室穿孔，腹腔内膿瘍で手術歴があり，その後尿路感染を繰り返している。尿路感染の時には尿が非常に臭う。尿グラム染色では，グラム陽性桿菌を含む多菌種を確認した。

	尿定性
比重	1.018
pH	6.0
蛋白	2+
糖	―
ケトン体	―
潜血	3+
ウロビリノーゲン	正常
ビリルビン	―
白血球	3+
亜硝酸塩	+

Q 尿路感染のなかでも尿臭が強い場合，どのようなことを考えればよいでしょうか？

尿臭から急性腎不全の原因がわかる？

　急性尿細管壊死では尿を濃縮できないため無臭の希釈尿となり，腎前性腎不全では濃縮尿となるために悪臭がします。迅速で，コストがかからず，すぐに利用でき，正確な方法であるとの報告[1]もありますが，あくまで参考所見とすべきでしょう。

　また尿臭の主な原因物質には，腐敗臭の原因となる硫黄化合物や刺激臭の原因となるアルデヒドなどがありますが[2]，検体を放置することでこれらの揮発性物質の濃度は低くなる一方で，水分蒸発に伴い，短鎖脂肪酸，飽和脂肪酸，トリメチルアミンなどが濃縮され，臭いが変化しますので[3]，臭いを直接確認する場合には，検体採取時間も確認しなければなりません。

表 10-1　体臭からわかる先天性代謝性疾患

疾患	臭いの源	臭いの原因となる揮発性物質	類似した臭いの例
フェニルケトン尿症	汗，尿，幼児の皮膚	フェニル酢酸	かび臭い，ロッカールームの汗臭いタオル
イソ吉草酸血症	皮膚，汗，尿	イソ吉草酸	チーズ様，つんとする，汗臭い足
メープルシロップ尿症	汗，尿，耳垢	短鎖脂肪酸	メープルシロップ，焦がした砂糖
メチオニン吸収不良症候群	皮膚，尿	α-ヒドロキシ酪酸	麦芽，ホップ
高メチオニン血症	呼気，汗，尿	ジメチルスルフィド	キャベツ（が腐った臭い）
トリメチルアミン尿症（魚臭症）	呼気，汗，尿	トリメチルアミン	腐敗臭，生魚
チロシン血症	呼気	p-ヒドロキシフェニルピルビン酸	キャベツ，傷んだバター
メチルクロトニルグリシン尿症	尿	3-ヒドロキシイソ吉草酸	ネコの尿
シスチン尿症	尿	カダベリン，ピペリジン，プトレシン，ピロリジン	腐った卵

色下線は，タンデムマス・スクリーニング対象疾患。

Shirasu M, et al : The scent of disease : volatile organic compounds of the human body related to disease and disorder. J Biochem 150(3) : 257-266, 2011. PMID 21771869 より改変

食事内容による尿臭変化

　食事内容によっても尿臭は変化します。ニンニクに含まれるアリインから生成されるアリシン（ニンニクに特異的な芳香の原因物質）が，体内でアリルメチルスルフィドに代謝され，これが呼気や汗，尿の臭いの原因の1つとなります[4]。アリルメチルスルフィドはニンニクを摂取してから1時間後には尿に排泄され，数時間後にピークとなり，長ければ24時間以上にわたり検出されます[5]。ニラもアリインを多く含むため，同様です。

　日本ではあまり知られていないように思われますが，欧米人の40%がアスパラガス摂取後に強い尿臭変化を自覚しています[6]。原因物質はメタンエチオールなど20種類以上が推定されていますが，調理済みのキャベツの匂いに似ているとされます。なお，アスパラガスを摂取しても尿臭変化を起こさない人もいますし，尿臭変化を起こしていても遺伝的にそれを感知できない人がいることもわかっています[7]。

　他にもアルコール（アセトアルデヒド）や缶コーヒー（3,4-ジヒドロキシケイ皮酸：カフェ酸），ビタミンB製剤も尿臭変化をきたしうるため，尿臭変化を認めた場合には，嗜好品やサプリメントについても確認する必要があります。

尿臭からわかる先天性代謝疾患

　先天性代謝疾患のなかには，独特な尿臭や体臭から疑うことができる疾患があります（表10-1）。「かび臭い」フェニルケトン尿症と，「焦がした砂糖の匂い」のメープルシ

ロップ尿症は，以前よりタンデムマス・スクリーニング対象疾患であったため，未診断の症例に内科医が遭遇する機会はまずないと思われます。なお「焦がした砂糖の匂い」がしても，それ以外の症候がない場合は，トルコ料理などの香辛料として用いられるフェヌグリークを摂取していないか，確認するとよいでしょう[9]。

「汗臭い足のような臭い」のイソ吉草酸血症，「ネコの尿臭」のメチルクロトニルグリシン尿症もタンデムマス・スクリーニングの対象疾患ですが，2011年以前にはスクリーニングされていなかったため，診断されていない軽症例が存在すると思われます。余談ですが，「ネコの尿」はソムリエ用語としても用いられます。フランス西部を原産地とする白ワイン用ぶどう品種であるソーヴィニヨン・ブラン(Sauvignon Blanc)の特徴的な香りは，「ネコの尿」とたとえられます。それは3-メチルカプトヘキシルアセテート(3MHA)などの硫黄化合物による酸味のある香りとされ[10]，メチルクロトニルグリシン尿症でたとえられる臭いとは異なります。

先天性代謝疾患のなかで発達障害をきたさず，魚が腐敗したかのような悪臭が主症状となる疾患に，トリメチルアミン尿症(魚臭症)があります[11]。月経中・思春期に増悪するため，成人になるまで気づかれていない場合もあります。コリンを含む食事(牛乳，海魚，豆類，特に大豆，肝臓，腎臓，卵黄)を避けることで，症状の軽快が見込めるため，診断する価値が高いと考えます。

尿路感染による尿臭

尿路感染は尿臭変化の原因となります。しかし，小児やおむつ排泄をしている施設入所者に対する研究では，尿臭による細菌尿の予測は限られた診断特性しかないことが示されています(表10-2)。これは脱水で尿が濃縮することでも尿臭が強くなることなどが関係していると思われます。

しかし尿路感染のなかでも，腐敗臭のような強い尿臭を呈する病態が2つあります。1つは，腸管膀胱瘻による糞臭です。もう1つは，*Aerococcus urinae* による尿路感染です[16, 17]。

前者ではグラム染色でさまざまな菌が認められることがあります。冒頭のCaseでは，尿のグラム染色でグラム陽性球菌，グラム陽性桿菌，グラム陰性桿菌が認められ，腸管膀胱瘻が存在すると考えられました。なお，*Aerococcus urinae* はグラム陽性球菌でブドウの房状にも見えますが，やや大小不同があり，4量体を形成することが，ブドウ球菌との違いとされます(図10-1)。

稀ですが，*Candida* による尿路感染は，アルコール発酵によりビール様の匂いを呈することがあります[18]。ビールなど多くの酒類の生成に関わる *Saccharomyces cerevisiae* も，*Candida* も，酵母であることを考えれば理解しやすいでしょう。

表 10-2 尿臭による細菌尿の予測

対象者		感度	特異度	LR＋	LR－
小児	2 歳以下[12]	22(12〜35)	95(93〜97)	4.3(2.3〜8.0)	0.82(0.72〜0.95)
	3 歳以下[13]	57(42〜70)	68(62〜74)	1.8(1.3〜2.4)	0.63(0.46〜0.87)
	6 歳以下[14]	43(12〜80)	48(38〜58)	0.82(0.34〜2.0)	1.2(0.63〜2.3)
施設入所者[15]		47(30〜65)	80(68〜89)	2.3(1.3〜4.3)	0.66(0.48〜0.92)

Couture E, et al : Clinical predictors of positive urine cultures in young children at risk for urinary tract infection. Paediatr Child Health 8(3) : 145-149, 2003. PMID 20020011
Gauthier M, et al : Association of malodorous urine with urinary tract infection in children aged 1 to 36 months. Pediatrics 129(5) : 885-890, 2012. PMID 22473364
Struthers S, et al : Parental reporting of smelly urine and urinary tract infection. Arch Dis Child 88(3) : 250-252, 2003. PMID 12598394
Midthun SJ, et al : Urinary tract infections. Does the smell really tell? J Gerontol Nurs 30(6) : 4-9, 2004. PMID 15227931 より作成

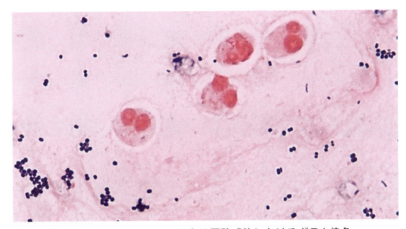

図 10-1　*Aerococcus urinae* による尿路感染におけるグラム染色

ヒトには限界があるが，イヌならば…

　野生動物にとって，尿臭は非常に重要です。そのことは，害獣除けにオオカミの尿が用いられていることからもわかります。また，動物は匂いで個体を嗅ぎ分けることもできることから，尿は縄張りを示すためのマーキングにも利用されます。一方，ヒトは自分の飼いネコと，他のネコの匂いを嗅ぎ分けることができません[19]。

　ヒトにはわからない微妙な尿臭の違いで，病気を診断しようとする試みがあります。その1つが，イヌを用いた膀胱癌や前立腺癌の検出です[20, 21]。イヌを訓練する必要があり，量産性に欠けるという欠点がありますが，尿臭の原因が未同定であっても対応が可能で，迅速に判定できるというメリットがあります。

- 一般に濃縮尿は臭いが強い。

- 先天性代謝疾患のなかには特徴的な尿臭を呈するものがある。トリメチルアミン尿症（魚臭症）はその1つである。

- 尿臭の尿路感染に対する診断特性は限られたものであるが，腸管膀胱瘻による糞臭，*Aerococcus urinae* による腐敗臭，*Candida* によるビール臭などは特徴的である。

文献

1) Najarian JS : The diagnostic importance of the odor of urine. N Engl J Med 303(19) : 1128, 1980. PMID 7421929
2) Pandey SK, et al : Major odorants released as urinary volatiles by urinary incontinent patients. Sensors 13(7) : 8523-8533, 2013. PMID 23823973
3) Kwak J, et al : Changes in volatile compounds of human urine as it ages : their interaction with water. J Chromatogr B Analyt Technol Biomed Life Sci 941 : 50-53, 2013. PMID 24184836
4) Suarez F, et al : Differentiation of mouth versus gut as site of origin of odoriferous breath gases after garlic ingestion. Am J Physiol 276(2 Pt 1) : G425-430, 1999. PMID 9950816
5) Scheffler L, et al : Detection of volatile metabolites derived from garlic (allium sativum) in human urine. Metabolites 6(4) : E43, 2016. PMID 27916960
6) Markt SC, et al : Sniffing out significant "Pee values". genome wide association study of asparagus anosmia. BMJ 355 : i6071, 2016. PMID 27965198
7) Pelchat ML, et al : Excretion and perception of a characteristic odor in urine after asparagus ingestion : a psychophysical and genetic study. Chem Senses 36(1) : 9-17, 2011. PMID 20876394
8) Shirasu M, et al : The scent of disease : volatile organic compounds of the human body related to disease and disorder. J Biochem 150(3) : 257-266, 2011. PMID 21771869
9) Yalçin SS, et al : Peculiar odor of traditional food and maple syrup urine disease. Pediatr Int 41(1) : 108-109, 1999. PMID 10200148
10) King ES, et al : Assessing desirable levels of sensory properties in Sauvignon Blanc wines-consumer preferences and contribution of key aroma compounds. Aust J Grape Wine Res 17(2) : 169-180, 2011.
11) Rehman HU : Fish odor syndrome. Postgrad Med J 75(886) : 451-452, 1999. PMID 10646019
12) Couture E, et al : Clinical predictors of positive urine cultures in young children at risk for urinary tract infection. Paediatr Child Health 8(3) : 145-149, 2003. PMID 20020011
13) Gauthier M, et al : Association of malodorous urine with urinary tract infection in children aged 1 to 36 months. Pediatrics 129(5) : 885-890, 2012. PMID 22473364
14) Struthers S, et al : Parental reporting of smelly urine and urinary tract infection. Arch Dis Child 88(3) : 250-252, 2003. PMID 12598394
15) Midthun SJ, et al : Urinary tract infections. Does the smell really tell? J Gerontol Nurs 30(6) : 4-9, 2004. PMID 15227931
16) Lenherr N, et al : Aerococcus urinae : a possible reason for malodorous urine in otherwise healthy children. Eur J Pediatr 173(8) : 1115-1117, 2004. PMID 24913181
17) de Vries TW, et al : Foul smelling urine in a 7-year-old boy caused by aerococcus urinae. Pediatr Infect Dis J 31(12) : 1316-1317, 2012. PMID 23188102
18) Mulholland JH, et al : Bladder beer--a new clinical observation. Trans Am Clin Climatol Assoc 95 : 34-39, 1984. PMID 6382745
19) Courtney N, et al : The discrimination of cat odours by humans. Perception 31(4) : 511-512, 2002. PMID 12018793

20) Cornu JN, et al : Olfactory detection of prostate cancer by dogs sniffing urine ; a step forward in early diagnosis. Eur Urol 59(2) : 197-201, 2011. PMID 20970246

21) Willis CM, et al : Olfactory detection of human bladder cancer by dogs : proof of principle study. BMJ 329 (7468) : 712, 2004. PMID 15388612

---

column

尿から空気が一緒にでたら

Case

　57歳男性(第10章と同一症例)

　2年前に大腸憩室穿孔，腹腔内膿瘍で手術歴があり，その後尿路感染を繰り返している。尿路感染の時には尿臭が強く，時として尿をする時に空気が一緒に排出される。

Q 気尿を認めた場合にはどのようなことを考えればよいでしょうか。

　排尿時に気体が排泄されることを気尿(pneumaturia)と言います。原因としては尿道処置後，腸管膀胱瘻，気腫性尿路感染の3つがあります。100例の腸管膀胱瘻の報告では最も多い症状が気尿であり67例に認められたとされています[1]。

　冒頭の Case も腸管膀胱瘻による気尿であると考えられました。

　気腫性尿路感染(気腫性膀胱炎や気腫性腎盂腎炎)は糖尿病患者において，尿糖を乳酸発酵できる *E. coli*, *Klebsiella pneumoniae* が起因菌となることが多いですが，*Candida, Clostridium perfringens* が原因となることもあります[2, 3]。嫌気性菌は多くはないことに留意しましょう。

1) Carson CC, et al : aspects of vesicoenteric fistulas. J Urol 119(6) : 744-746, 1978. PMID 660758

2) Grupper M, et al : Emphysematous cystitis. Medicine 86(1) : 47-53, 2007. PMID 17220755

3) Stein JP, et al : Bilateral emphysematous : illustrative case report and review of the literture. pyelonephritis : a case report and review of the literature. Urology 47(1) : 129-134, 1996. PMID 8560648

column

呼気臭から尿毒症かどうか，透析後かどうかまでわかる?!

呼気から尿臭がすれば尿毒症を考えます。尿毒症では落屑した皮膚からも尿臭がすることもあります[1]。尿臭の原因物質は透析導入期以前より増加しています。原因物質には刺激臭のするアンモニアに加え，甘い香りのするヒドロキシアセトン，フルーティーな香りのする3-ヒドロキシ-2-ブタノンや2-ヘプタノンなどが挙げられ，複雑な匂いとなっています。また血液透析を行うことで濃度が下がる物質が多いですが，2-ヘプタノンなどは透析をすることでむしろ値は上昇します[2,3]（図1）。

これらのことから，呼気分析を行えば腎障害があるかどうか，そして血液透析を行っているかどうかまで推測することが理論上は可能ですが，人間の鼻でそこまで嗅ぎ分けることは不可能でしょう。

なお，高齢者施設などでは尿失禁がよく認められるため，ベッドサイドで尿臭がしても尿毒症と決めつけてはいけません。

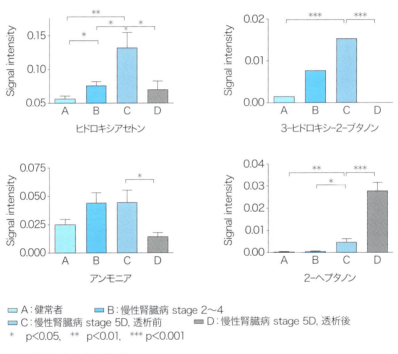

■ A：健常者　　■ B：慢性腎臓病 stage 2〜4
■ C：慢性腎臓病 stage 5D, 透析前　　■ D：慢性腎臓病 stage 5D, 透析後
* $p<0.05$,　** $p<0.01$,　*** $p<0.001$

図1　呼気に含まれる物質
Pagonas N, et al：Volatile Organic Compounds in Uremia. PLoS One 7(9)：e46258, 2012. PMID 2304998 より転載

---

1) Aguilera P, et al：Why does your dandruff smell like urine? Ann Emerg Med 65(3)：342-344, 2015. PMID 25702186
2) Pagonas N, et al：Volatile organic compounds in uremia. pLoS One 7(9)：e46258, 2012. PMID 23049998
3) Mochalski P, et al：Blood and breath profiles of volatile organic compounds in patients with end-stage renal disease. BMC Nephrol 15(1)：43, 2014. PMID 24607025

11

尿糖は本当に甘い？

Case

患者：79歳，男性。
現病歴：糖尿病コントロールが不良のため，糖尿病教育ならびにインスリン導入目的にて入院。Glu 529 mg/dL，HbA1c 9.5%。
既往歴：2型糖尿病，膀胱癌術後（回腸導管）。

尿定性	
比重	1.020
pH	7.5
蛋白	2+
糖	−
ケトン体	−
潜血	1+
ウロビリノーゲン	正常
ビリルビン	−
白血球	2+

Q 高血糖にもかかわらず，尿糖が陰性なのはなぜでしょうか？

糖尿病の名前の由来

　紀元前1550年頃のエーベルス・パピルス（Ebers Papyrus：古代エジプト医学パピルス）に，尿が異常なほどたくさん出る病気が記されており，これは糖尿病に関する最古の記載と考えられています。紀元2世紀にアレタイオス（Aretaeus）が，口渇・多飲・多尿をきたす稀な疾患で慢性の経過であるが短命の病気を，サイフォン（siphon：ギリシア語で「チューブ，管」）の意味合いをもつ "Diabetes" と呼びました[1]。"dia-" とは「通る」という意味があり，diarrhea（下痢）や dialysis（透析）にも語源が通じます。
　中国においては3世紀初めの『傷寒雑病論』（張仲景著の医学書）に，"消渇" という用語が糖尿病に対して用いられています。消渇とは口渇・多飲を意味します。また752年には『外台秘要』（王燾編纂の中国の臨床医学書）に，尿が甘いことが記されています。
　その後1674年に，イギリス国王チャールズ2世の主治医だったトーマス・ウィリスが，「Diabetes mellitus」という用語を用いています。"mellitus" というのは sweet（甘い）の

表 11-1　尿試験紙法による尿糖判定と尿糖値

	±	1+	2+	3+	4+	5+
mg/dL	30〜50	70〜100	150〜500	300〜2,000	1,000〜2,000	2,000

意味です。また同じ "Diabetes" を用いる英語には Diabetes insipidus（尿崩症）がありますが，"insipidus" とは tasteless（無味）の意味です。つまり，尿の味で両者を鑑別していたということになります。さらに 1776 年に，糖尿病患者の尿を揮発させるとブラウンシュガーと同じ味がする白色残留物が得られること，また患者血清も甘いことが，マシュー・ドブソンにより記載されています[2]。

日本では中国から伝来した "消渇" という用語に次いで，"蜜尿病"（みつにょうびょう）という用語が使われていましたが，蜜の成分が糖であることが知られ，1907 年に「糖尿病」と名称が統一された経緯があります。

尿糖出現の機序

糸球体で濾過された原尿は，血清と同程度のブドウ糖濃度です。このブドウ糖はナトリウム/グルコース共輸送体（sodium glucose co-transporter：SGLT）の働きで尿細管から再吸収され，健常者では尿からはブドウ糖は排泄されません。ブドウ糖再吸収の最大量はおおよそ 300〜350 mg/min であり[3]，これよりも多いブドウ糖が尿細管に流入した場合には，再吸収しきれないブドウ糖が尿糖として排泄されます。糸球体濾過量（glomerular filtration rate：GFR）を 100 mL/min とすれば，理論上は血糖値が 300〜350 mg/dL 以上で初めて尿糖が出現することになりますが，ネフロンごとの再吸収の程度にはばらつきがあるため，実際には血糖値が 180 mg/dL あれば，尿糖が出現することがわかっています[4]。なお，SGLT2 阻害薬を服用している場合は，70〜90 mg/dL の血糖値で尿糖が出現します[5]。

尿糖の病的意義

表 11-1 に，国内で販売されている 11 種類の尿定性用紙による尿糖検査結果に相当する尿糖値を示します。原則として尿糖（＋）は 100 mg/dL の糖濃度で反応するように規格統一されていますが，（2＋）以上に関しては製品により大きく異なります。

食後尿糖を用いた糖尿病（境界型を含む）の診断は，感度が 20〜64%，特異度は 98〜99.7% と報告されています[6-8]。

感度を高めるためには，偽陰性が報告されているアスコルビン酸摂取を控える必要がありますが[9]，いずれにしても糖尿病をスクリーニングする方法としては，尿糖検査の感度は低いために，あまり効率がよいとはいえません。

一方，45〜70 歳の一般人で尿糖が陽性であれば，糖尿病もしくは境界型糖尿病の可能

性は 35〜50％であるため[7, 8, 10]，検査異常があれば病的意義は高いです。

糖尿病以外の尿糖陽性

　一過性の食後高血糖があっても，糖尿病や境界型糖尿病の基準を満たさない場合もあります。食後 1 時間値は高くても，2 時間値は正常化するような場合です。このような一過性の食後高血糖（oxyhyperglycemia）を起こす病態に，胃切除後や，甲状腺機能亢進症[11]が知られています。胃切除後患者の 41％で尿糖が陽性となった報告もあります[12]。また，食欲低下を伴わずに体重減少をきたす疾患として，糖尿病と甲状腺機能亢進症がありますが，このような状況で尿糖が陽性であっても，糖尿病とは限らないことに注意が必要です。

　血糖が正常にもかかわらず，尿糖が認められる場合には，腎性糖尿と呼びます。重篤な疾患には，近位尿細管障害によるブドウ糖，アミノ酸・尿酸・リン酸・炭酸水素塩の再吸収障害を呈する Fanconi 症候群が挙げられますが，実際にはブドウ糖の再吸収だけが不十分な良性の病態であることがほとんどです。腎性糖尿の患者では，ある一定の血糖値から急に尿糖が認められるタイプと，血糖上昇と共に徐々に尿糖が増加するタイプが知られています[13]。

　正常妊娠では，GFR が最大 50％増加することから，血糖が正常範囲であっても，尿糖を認めることがあります。たとえば正常妊娠 433 例の報告では，15％で尿糖が 100 mg/dL 以上でしたが，非妊娠者 50 名では 0％でした[14]。

　尿糖偽陽性は過酸化物・酸性化物で知られています。

　なお，回腸導管では尿糖が小腸粘膜から吸収されるために，高血糖でも尿糖が陰性となりえます[15]。冒頭の Case も，回腸導管による尿糖陰性であったと考えられます。

まとめ

- 尿糖は血糖≧180 mg/dL で陽性となり，尿糖陽性であれば糖尿病を疑うが，胃切除後や甲状腺機能亢進症，腎性糖尿，妊婦でも陽性となる。

- 尿糖の糖尿病に対する感度は高くなく，アスコルビン酸による偽陰性にも注意する。

文献

1) Laios K, et al : Aretaeus of Cappadocia and the first description of diabetes. Hormones (Athens) 11 (1) : 109-113, 2012. PMID 22450352

2) Matthew Dobson (1735?-1784) clinical investigator of diabetes mellitus. JAMA 205 (10) : 698, 1968. PMID 4877136

3) Farber SJ, et al : Effect of diabetes and insulin of the maximum capacity of the renal tubules to reabsorb glucose. J Clin Invest 30 (2) : 125-129, 1951. PMID 14814204

4) Abdul-Ghani MA, et al : Novel hypothesis to explain why SGLT2 inhibitors inhibit only 30-50% of filtered glucose load in humans. Diabetes 62 (10) : 3324-3328, 2013. PMID 24065789

5) Malla P, et al : Ramping glucosuria for management of type 2 diabetes mellitus : an emerging cynosure. Med Res Rev 34 (6) : 1146-1167, 2014. PMID 24633706

6) van der Sande MA, et al : Is there a role for glycosuria testing in sub-Saharan Africa? Trop Med Int Health 4 (7) : 506-513, 1999. PMID 10470343

7) Friderichsen B, et al : Glycosuric tests should not be employed in population screenings for NIDDM. J Public Health Med 19 (1) : 55-60, 1997. PMID 9138218

8) Davies MJ, et al : Community screening for non-insulin-dependent diabetes mellitus ; self-testing for post-prandial glycosuria. Q J Med 86 (10) : 677-684, 1993. PMID 8255966

9) Feldman JM, et al : Tests for glucosuria. An analysis of factors that cause misleading results. Diabetes 22 (2) : 115-121, 1973. PMID 4687645

10) Davies M, et al : Self testing for diabetes mellitus. BMJ 303 (6804) : 696-698, 1991. PMID 1912918

11) Althausen TL : The disturbance of carbohydrate metabolism in Hyperthyroidism nature and management. JAMA 115 (2) : 101-104, 1940.

12) Tobe T, et al : Hyperglycemia after gastrectomy as a prediabetic state. Clinical study of 100 postgastrectomy patients. Arch Surg 94 (6) : 836-840, 1967. PMID 6026709

13) McPhaul JJ Jr, et al : Observations on the mechanisms of glucosuria during glucose loads in normal and nondiabetic subjects. J Clin Invest 47 (4) : 702-711, 1968. PMID 5641612

14) Soler NG, et al : Prevalence of glucosuria in normal pregnancy. A quantitative study. Lancet 1 (7700) : 619-621, 1971. PMID 4101230

15) Onwubalili JK : Overt diabetes mellitus without glycosuria in a patient with cutaneous ureteroileostomy. Br Med J (Clin Res Ed) 284 (6332) : 1836-1837, 1982. PMID 6805720

12 尿ケトン体がケトアシドーシスでも陰性となる時

Case

患者：77歳，男性。
現病歴：アルコール依存症と高血圧の既往があったが，現在は加療を受けていない。数日前から食欲がなかったが，飲酒は継続していた。その後，嘔吐と意識障害が出現したため救急受診した。
バイタルサイン：血圧168/68 mmHg，体温36.2℃，脈拍数100回/分・整，呼吸数24回/分，SpO_2 98%（room air）。
動脈血液ガス（pH 7.30，pCO_2 26 mmHg，HCO_3^- 12.5 mEq/L，アニオンギャップ29 mEq/L，血糖71 mg/dL，乳酸3.8 mmol/L）では，顕著なアニオンギャップ開大性代謝性アシドーシスと，代謝性アルカローシスを認めた。

	尿定性
比重	1.022
pH	5.5
蛋白	1+
糖	−
ケトン体	±
潜血	1+
ウロビリノーゲン	正常
ビリルビン	−

Q 尿糖（−），尿ケトン体（±）から，推測できる病態は何でしょうか？

尿ケトン体は糖尿病性ケトアシドーシスに対して感度が非常に高い

　尿ケトン体は，糖尿病性ケトアシドーシスに対して感度が非常に高く，尿ケトン体が陰性であれば，糖尿病性ケトアシドーシスはほぼ否定できます（図12-1）。しかし，糖尿病性ケトーシスでも尿ケトン体は高頻度に陽性となるため，特異度は限られます。飢餓状態でも尿ケトン体は陽性となりますので，尿ケトン体が陽性で尿糖が陽性の場合は，糖尿病性ケトアシドーシス/糖尿病性ケトーシスを疑い，インスリンの補充を検討し，尿ケトン

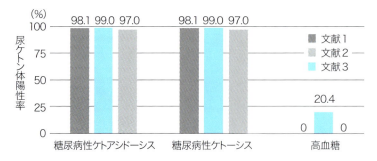

図12-1 尿ケトン体の陽性率

Arora S, et al：Diagnostic accuracy of point-of-care testing for diabetic ketoacidosis at emergency-department triage：{beta}-hydroxybutyrate versus the urine dipstick. Diabetes Care 34 (4)：852-854, 2011. PMID 21307381
Schwab TM, et al：Screening for ketonemia in patients with diabetes. Ann Emerg Med 34 (3)：342-346, 1999. PMID 10459090
Hendey GW, et al：Urine ketone dip test as a screen for ketonemia in diabetic ketoacidosis and ketosis in the emergency department. Ann Emerg Med 29(6)：735-738, 1997. PMID 9174517 より作成

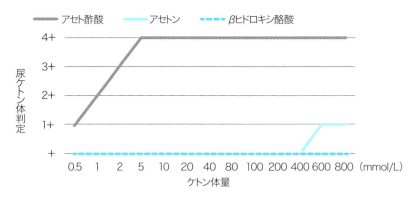

図12-2 ケトン体の種類による尿ケトン体（試験紙法）陽性率の違い

Laffel L：Ketone bodies：a review of physiology, pathophysiology and application of monitoring to diabetes. Diabetes Metab Res Rev 15(6)：412-426, 1999. PMID 10634967 より作成

体が陽性で尿糖が陰性の場合は，低血糖や飢餓状態を考えて，糖質補充を考える必要があります。

本 Case でも尿糖が陰性で尿ケトン体が弱陽性であることから，低血糖発作を除外する必要がありました。

尿ケトン体は治療効果判定には不向き

ケトン体にはアセト酢酸，βヒドロキシ酪酸，アセトンの3種類があります。尿中に排泄され試験紙法で尿ケトン体として検出できるのは，アセト酢酸のみです（図12-2）。

通常は血中ではβヒドロキシ酪酸とアセト酢酸の比率は1：1ですが，糖尿病性ケトアシドーシスではこの比率が最大10：1となり，βヒドロキシ酪酸はアニオンギャップ開大性代謝性アシドーシスの主因となります[5]。

また，アセトンは呼気に排泄され，果物の腐ったようなアセトン臭の原因となります。

表 12-1 糖尿病性ケトアシドーシスの検査結果正常化までの時間

	正常化までの時間
アニオンギャップ	10.7（8.2〜15.0）時間[6]
動脈血 HCO_3^-	12.9（8.6〜20.0）時間[6]
動脈血 pH	14.2（8.6〜20.1）時間[6]
血中βヒドロキシ酪酸	17 時間[7,8]
尿ケトン体	20〜28 時間[7,8]

Mrozik LT, et al : Hyperchloraemic metabolic acidosis slows recovery in children with diabetic ketoacidosis ; a retrospective audit. Aust Crit Care 22（4）: 172-177, 2009. PMID 19560934
Prisco F, et al : Blood ketone bodies in patients with recent-onset type 1 diabetes (a multicenter study). Pediatr Diabetes 7(4) : 223-228, 2006. PMID 16911010
Noyes KJ, et al : Hydroxybutyrate near-patient testing to evaluate a new end-point for intravenous insulin therapy in the treatment of diabetic ketoacidosis in children. Pediatr Diabetes 8(3) : 150-156, 2007. PMID 17550425 より作成

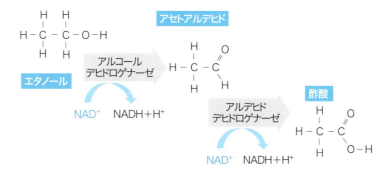

図 12-3 エタノールの分解で NADH/NAD$^+$ 比は上昇する

表 12-2 糖尿病性ケトアシドーシスとアルコール性ケトアシドーシスの違い

	糖尿病性ケトアシドーシス	アルコール性ケトアシドーシス
血糖（mg/dL）	578±67	118±11
HCO_3^-（mEq/L）	11±1.0	11±0.2
アニオンギャップ	30±2	31±3
βヒドロキシ酪酸（mmol/L）	7.7±0.8	6.5±1.0
アセト酢酸（mmol/L）	2.6±0.2	1.1±0.3
乳酸（mmol/L）	1.6±0.2	3.0±0.7
ピルビン酸（mmol/L）	0.14±0.10	0.19±0.01

Yokoyama M, et al : Alcoholic ketoacidosis and ketosis in the emergency room. Nihon Kyukyu Igakukai Zasshi 13(11) : 711-717, 2002.

　尿ケトン体は糖尿病性ケトアシドーシスの回復を鋭敏に反映しないため，治療効果判定における役割はあまりありません（表 12-1）。

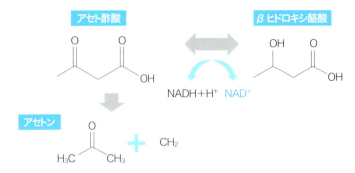

図12-4　NADH/NAD⁺比が高いとアセト酢酸はβヒドロキシ酪酸に変化する

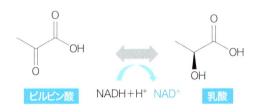

図12-5　NADH/NAD⁺比が高いと乳酸値が高くなる

アルコール性ケトアシドーシスで尿ケトン体が陰性のこともある

　エタノールを分解すると，ニコチンアミドアデニンジヌクレオチド還元型/酸化型比（NADH/NAD⁺比）が上昇します（図12-3）。そのためアルコール性ケトアシドーシスでは，糖尿病性ケトアシドーシスとは異なるいくつかの特徴があります（表12-2）。アルコール性ケトアシドーシスでは，アセト酢酸があまり高値とならないため（図12-4），尿ケトン体が陽性となるのは56％のみです[10]。またピルビン酸から乳酸に代謝が促進するため，乳酸アシドーシスを合併しやすいことも特徴です（図12-5）。

　なお，アルコール摂取によるNADH/NAD⁺比上昇は，NAD⁺を必要とする糖新生やβ酸化を抑制して，低血糖や脂肪肝を引き起こす理由にもなっています。

まとめ

- 尿ケトン体が陽性の場合，尿糖が陰性ならば飢餓状態を考え，尿糖が陽性ならば糖尿病性ケトーシス/ケトアシドーシスを疑う。

- 尿ケトン体は糖尿病性ケトアシドーシスには感度が非常に高い。

- アルコール性ケトアシドーシスでは尿ケトン体は半数でしか陽性とならない。

文献

1) Arora S, et al：Diagnostic accuracy of point-of-care testing for diabetic ketoacidosis at emergency-department triage：{beta}-hydroxybutyrate versus the urine dipstick. Diabetes Care 34(4)：852-854, 2011. PMID 21307381

2) Schwab TM, et al：Screening for ketonemia in patients with diabetes. Ann Emerg Med 34(3)：342-346, 1999. PMID 10459090

3) Hendey GW, et al：Urine ketone dip test as a screen for ketonemia in diabetic ketoacidosis and ketosis in the emergency department. Ann Emerg Med 29(6)：735-738, 1997. PMID 9174517

4) Laffel L：Ketone bodies：a review of physiology, pathophysiology and application of monitoring to diabetes. Diabetes Metab Res Rev 15(6)：412-426, 1999. PMID 10634967

5) Smith SW, et al：Bedside detection of urine beta-hydroxybutyrate in diagnosing metabolic acidosis. Acad Emerg Med 15(8)：751-756, 2008. PMID 18637083

6) Mrozik LT, et al：Hyperchloraemic metabolic acidosis slows recovery in children with diabetic ketoacidosis；a retrospective audit. Aust Crit Care 22(4)：172-177, 2009. PMID 19560934

7) Prisco F, et al：Blood ketone bodies in patients with recent-onset type 1 diabetes (a multicenter study). Pediatr Diabetes 7(4)：223-228, 2006. PMID 16911010

8) Noyes KJ, et al：Hydroxybutyrate near-patient testing to evaluate a new end-point for intravenous insulin therapy in the treatment of diabetic ketoacidosis in children. Pediatr Diabetes 8(3)：150-156, 2007. PMID 17550425

9) Yokoyama M, et al：Alcoholic ketoacidosis and ketosis in the emergency room. Nihon Kyukyu Igakukai Zasshi 13(11)：711-717, 2002.

10) Umpierrez GE, et al：Differences in metabolic and hormonal milieu in diabetic-and alcohol-induced ketoacidosis. J Crit Care 15(2)：52-59, 2000. PMID 10877365

13 尿ビリルビン・尿ウロビリノーゲン

Case

患　者：81歳，女性。
現病歴：数カ月前から食欲低下が出現。1週間前から衰弱が進行し，動けなくなった。1カ月前までは水分は摂れており，1日数回の排尿もしっかりあったが，尿色が濃いことに気づいていた。

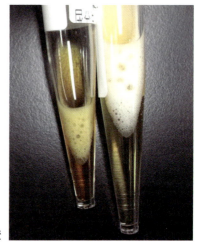

図 13-1　左が患者の尿，右は健常者尿比較

Q このCaseからどのような病態を考えますか？

尿が黄色ければ"泡の色"を見る

　健常者尿にはウロビリノーゲンが含まれますが，ウロビリノーゲンは無色ですので，尿の外観に影響は与えません。しかし，このウロビリノーゲンが酸化されるとウロビリンに変化し，尿の黄色の源となります。
　一方，健常者の尿にビリルビンは検出されませんが，ビリルビンが尿中に排泄されると，黄褐色尿の原因となりえます。ビリルビン尿では粘性が高いため泡立ちやすく，泡の色まで黄色であることが特徴です（図 13-1）。冒頭のCaseはビリルビンが（3＋）であり，悪性腫瘍による総胆管閉塞と診断されました。

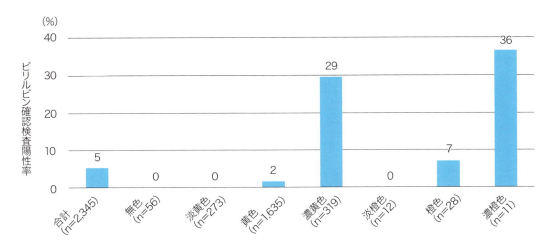

図 13-2　尿ビリルビン陽性患者におけるの尿色調と尿ビリルビンの確認検査陽性率
黄色，橙色，褐色，赤色，紫色，青色，緑色の7色と各色の濃淡14色と，無色とその他の色を加えた23色で評価した結果(10症例未満の群は割愛)。
平山香織，他：測定機器の色調判定を用いた尿ビリルビン定性法のチェックロジックの検討．医学検査 J Med Technol 60(7)：1062-1065, 2011 より作成

ビリルビン尿の判断は"尿色調"が大切

　このように，尿色調が濃黄色であればビリルビン尿を疑うことができ，逆に尿色調が無色〜淡黄色であればビリルビン尿は否定的です(図 13-2)。試験紙による尿ビリルビン検査は，NSAIDs(非ステロイド性抗炎症薬)であるエトドラク[2]や着色尿で偽陽性，アスコルビン酸で偽陰性が知られており，尿色調を目で確認することで診断特性を改善することが期待されます。

尿ビリルビンと尿ウロビリノーゲンによる病態推測

　赤血球に含まれるヘムが分解されると，間接型ビリルビンになります(図 13-3)。これが肝臓でグルクロン酸抱合を受けると，直接型ビリルビンに変化します。直接型ビリルビンは胆汁に排泄され，一部は尿から排泄されます。胆汁排泄されたビリルビンは腸内細菌により還元され，ウロビリノーゲンとなり腸管から吸収され(腸肝循環)，一部は尿中に排泄されます。またウロビリノーゲンの一部はステルコビリンとなり，便中に排泄されます。

　尿ビリルビンと尿ウロビリノーゲンを組み合わせることで，ビリルビン代謝の障害部位を推測することができます(表 13-1)。

　まず，溶血性貧血などヘム劣化の亢進がある場合には，血中間接型ビリルビンが高値となります。しかし直接型ビリルビンの排泄障害はないため，直接型ビリルビンは高値となりがたく，尿ビリルビンは陰性です。一方，ウロビリノーゲンは過剰産生されるため，尿

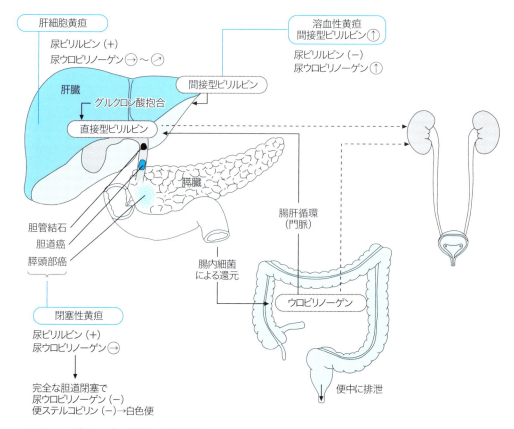

図 13-3　ビリルビン代謝と腸肝循環

表 13-1　ビリルビン代謝障害部位と尿所見の関係

	病態	尿ビリルビン	尿ウロビリノーゲン	便色
肝前性黄疸（ヘム劣化亢進）	溶血性疾患 無効造血	陰性	強陽性	正常
肝細胞性黄疸	肝炎 肝硬変 遺伝性疾患	陽性	陰性～強陽性	正常
肝後性黄疸（閉塞性黄疸）	総胆管結石 腫瘍	陽性	正常～陰性	白色

ウロビリノーゲンは強陽性となります。

　肝細胞障害の場合は，血中直接型ビリルビンが高値となりますので，尿ビリルビンは陽性となります。胆汁排泄は障害されにくいため，尿ウロビリノーゲンは強陽性となりやすくなりますが，極期は胆汁排泄が低下するため腸管でのウロビリノーゲン産生が低下，尿ウロビリノーゲンは陰性となります。

　閉塞性黄疸の場合も，血中直接型ビリルビンが高値となりますので，尿ビリルビンは陽性となります。胆汁排泄が障害されるため，尿ウロビリノーゲンは減少します。しかし，尿定性用紙ではウロビリノーゲンが陰性か正常かの鑑別はできません。そこで胆道完全閉塞の所見としては，便中のステルコビリンが低下して生じる白色便が重要となります。

表 13-2　尿検査による肝障害の検出

	予測項目	感度	特異度	LR＋	LR－
尿ウロビリノーゲン ≧2＋	AST 上昇	59(51〜67)	87(81〜92)	4.7(3.1〜7.0)	0.5(0.4〜0.6)
	ALP 上昇	52(43〜60)	81(75〜86)	2.7(2.0〜3.8)	0.6(0.5〜0.7)
	ビリルビン上昇	78(68〜86)	85(79〜89)	5.1(3.7〜7.0)	0.3(0.2〜0.4)
	いずれか	48(41〜55)	90(83〜94)	4.7(2.7〜8.0)	0.6(0.5〜0.7)
尿ビリルビン≧1＋	AST 上昇	56(48〜65)	90(85〜94)	5.7(3.6〜9.0)	0.5(0.4〜0.6)
	ALP 上昇	50(42〜59)	85(79〜90)	3.3(2.3〜4.9)	0.6(0.5〜0.7)
	ビリルビン上昇	76(66〜84)	88(83〜91)	6.1(4.3〜8.7)	0.3(0.2〜0.4)
	いずれか	47(38〜55)	89(80〜95)	4.3(2.3〜8.2)	0.6(0.5〜0.7)

カットオフ値はAST≧47 U/L，ALP≧136 U/L(21歳以上)，200 U/L(16〜20歳)，500 U/L(16歳未満)，ビリルビン≧1.5 mg/dL。

Binder L, et al : Abnormalities of urine urobilinogen and urine bilirubin assays and their relation to abnormal results of serum liver function tests. South Med J 81(10) : 1229-1232, 1988. PMID 3175729 より作成

肝機能障害の予測

　324例の外来患者における尿ウロビリノーゲンあるいは尿ビリルビンによる肝障害の予測の報告を表13-2に示します。尿ウロビリノーゲンや尿ビリルビンは，スクリーニング検査として用いるには感度が低いことに注意を要します。一方，尿ビリルビンの特異度は比較的高く，尿ビリルビンが検出されれば，肝障害の存在が示唆されます。

　別の報告では，241,929例の尿検査のうち831例(0.3％)で尿ビリルビンが陽性となりましたが，そのうち40％では，2週間以内の血液検査でAST，ALT，γGTP，ビリルビンの値が正常であることが確認されていました。さらに，それらの80％の症例に対して2週間以内に血液検査を追加施行したところ，85％で肝障害が出現していました[4]。つまり，既知の肝障害がない場合，尿ビリルビンが陽性となることは稀ですが，もし陽性となっていれば，血液検査による確認をすべきです。

まとめ

- 泡まで黄色い濃黄色尿は，ビリルビン尿を示唆する。

- 尿ビリルビンと尿ウロビリノーゲンを組み合わせることで，黄疸患者の原因推定が可能である。

文献

1) 平山香織, 他：測定機器の色調判定を用いた尿ビリルビン定性法のチェックロジックの検討. J Med Technol 60(7)：1062-1065, 2011.

2) Sho Y, et al：Effects of urinary metabolites of etodolac on diagnostic tests of bilirubin in urine. Arzneimittelforschung 49(7)：572-576, 1999. PMID 10442203

3) Binder L, et al：Abnormalities of urine urobilinogen and urine bilirubin assays and their relation to abnormal results of serum liver function tests. South Med J 81(10)：1229-1232, 1988. PMID 3175729

4) Foley KF, et al：Are unexpected positive dipstick urine bilirubin results clinically significant? a retrospective review. Lab Med 45(1)：59-61, 2014. PMID 24719988

14 薬剤による着色尿

Case

患　者：53歳，男性。
現病歴：重症感染症で集中治療室に入室中。
尿の色が緑色となった（図14-1）。

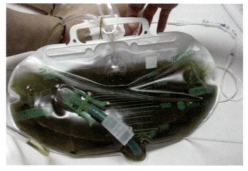

図14-1　集中治療管理中に認めた緑色尿

Q 原因として何が考えられるでしょうか？

近代医学における Uroscopy の新たな重要性

　ヒポクラテスの時代から，尿の色については深い洞察があります。18世紀頃までは尿の色調や清濁の様相から病態を判断しており，尿検査のことを"Uroscopy"と呼んでいました（図14-2）。その後，濃縮尿，希釈尿，膿尿，細菌尿，蛋白尿，ビリルビン尿の判定は科学的な手法で行われるようになり，Uroscopyの役割は小さくなりました。
　しかし，近年新たなUroscopyの必要性が生じています。それは，現在さまざまな薬剤が使用されるようになり，薬剤による着色尿という新たな問題が生じたためです。着色尿は，尿試験紙法の判定に影響を与えます。真の陽性反応は，化学反応によるため徐々に呈色しますが，着色尿による偽陽性の場合は，尿を試験紙につけた時点で呈色していることで，ある程度区別することができます。

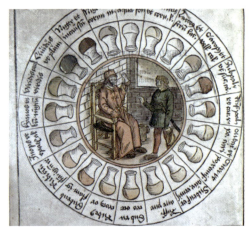

図14-2 尿の色調表（Uroscopy）
https://commons.wikimedia.org/wiki/File:Epiphaniae_medicorum,_uroscopy_and_ring_of_flasks._Wellcome_M0007286.jpg?uselang=ja より転載

黄〜赤色の着色尿

　薬剤による着色尿の報告は多数ありますが[1]，ここでは添付文書で確認できるものを取り上げます（**表14-1**）。市販薬としても手に入るビタミン剤は，黄色の着色尿の最も多い原因薬剤です。

　サラゾスルファピリジン（**図14-3**），リファンピシン，リファブチンは，高頻度に着色尿を呈します。リファンピシンのアドヒアランス確認に，尿の色調を確認する方法も知られているほどです[2]。サラゾスルファピリジン，リファンピシン，リファブチンを服用すると，便や汗も着色します。涙液にも色素が移行するため，ソフトコンタクトレンズ装着者には，コンタクトレンズが着色する可能性を説明しておく必要があります。

　センノシドは，着色尿の原因としては頻度が低いものの，日常診療で用いることが多い薬剤ですので，着色尿の原因となりうることは知っておく必要があるでしょう。赤みの強い着色尿の原因には，セフジニル，チペピジンヒベンズ酸塩，アントラサイクリン系の抗腫瘍性抗菌薬，エンタカポンなどがあります。

緑色尿，青色尿

　緑色系や青色系の着色尿を起こす薬剤は限られています。添付文書にはプロポフォール[3]やミノサイクリン塩酸塩を含む5つの薬剤で記載がありますが（**表14-2**），メチレンブルー[3]，インドシアニングリーン，インジゴカルミンでも着色尿は出現しえます。冒頭の **Case** は，プロポフォールによる緑色尿でした。

14. 薬剤による着色尿

表14-1 黄～赤色尿の原因薬剤（添付文書上記載があるもの）

尿色	一般名	商品名例
黄色	フラビンアデニンジヌクレオチドナトリウム	フラビタン®
	リボフラビン	ハイボン®
黄褐色	フルオレセイン	フルオレサイト®
橙黄色	カルバゾクロムスルホン酸ナトリウム	アドナ®
黄色～黄赤色	サラゾスルファピリジン	アザルフィジン®
橙色	クロルゾキサゾン	スラックシン®（現在は販売停止）
橙赤色	リファンピシン	リファジン®
	リファブチン	ミコブティン®
	リファキシミン	リフキシマ®
黄褐色～赤色	センノシド	センナリド®
	エパルレスタット	キネダック®
茶色	パニペネム/ベタミプロン	カルベニン®
赤色	セフジニル	セフゾン®
	チペピジンヒベンズ酸塩	アスベリン®
	チメピジウム臭化物水和物	セスデン®
	ドキソルビシン	アドリアシン®
	ダウノルビシン	ダウノマイシン®
	イダルビシン	イダマイシン®
	アムルビシン	カルセド®
	ピラルビシン	テラルビシン®
	エピルビシン	ファルモルビシン®
赤褐色	エンタカポン	コムタン®
	イミペネム/シラスタチンナトリウム	チエナム®
	デフェロキサミンメシル酸塩	デスフェラール®

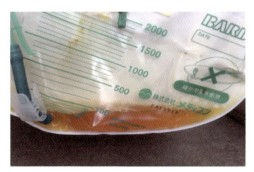

図14-3 サラゾスルファピリジンによる着色尿

表 14-2　緑色〜青色尿の原因薬剤(添付文書上記載があるもの)

尿色	一般名	商品名例
緑色, 白濁	プロポフォール	ディプリバン®
黄褐色〜茶褐色, 緑, 青	ミノサイクリン塩酸塩	ミノマイシン®
赤色〜濃青色	セフォゾプラン	ファーストシン®
青色〜緑色	ミトキサントロン	ノバントロン®
琥珀色〜黄緑色	フルタミド	オダイン®

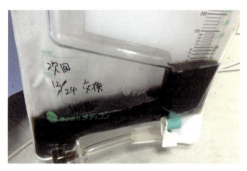

図 14-4　メトロニダゾールによる黒色尿

表 14-3　黒色尿の原因薬剤(添付文書上記載があるもの)

尿色	一般名	商品名例
黒色	レボドパ・カルビドパ水和物	ネオドパストン®配合錠
	メチルドパ	メチルドパ
暗赤色	メトロニダゾール	フラジール®

黒色尿

　黒色尿は，ミオグロビン尿やヘモグロビン尿でみられることがあります。稀ではありますが，重大な疾患としては悪性黒色腫によるメラニン尿も鑑別に加えるべきです[4]。薬物ではレボドパやメトロニダゾール[5](図14-4)による黒色尿が知られています(表14-3)。

検体放置でのみ呈色する場合

　薬剤による着色尿ではありませんが，検体を数時間放置することで呈色する重要な代謝性疾患が2つあります。1つめは，ポートワイン色に変化するポルフィリア症です。これは尿中に含まれる無色のポルフォビリノーゲンが酸化され，濃赤色のポルフォビリンに変化することで生じます。ウロビリノーゲンを Ehrlich 試薬で測定する場合，ポルフォビリノーゲンはアルデヒド試薬と反応すること(アゾカップリング法であれば影響なし)，さらには着色尿が試験紙を変色させることから，ウロビリノーゲンの偽陽性が起こりえま

14. 薬剤による着色尿 | 91

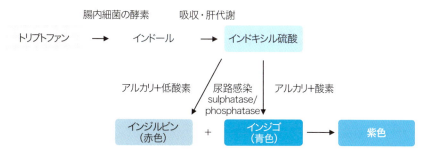

図 14-5　紫色採尿バッグ症候群の機序

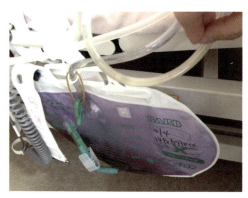

図 14-6　紫色採尿バッグ症候群
尿の色調は淡黄色混濁で，紫色ではないことに注目。

す[6]。もう1つは，アルカプトン尿症で，尿中のホモゲンチジン酸が酸化して黒変する疾患です[7]。

紫色採尿バッグ症候群(purple urine bag syndrome)

　薬剤による着色尿ではありませんが，紫色採尿バッグ症候群も便宜上ここで紹介します。紫色採尿バッグ症候群は，経口摂取したトリプトファンが腸内細菌の酵素によりインドールに変化し，それが吸収・肝代謝されインドキシル硫酸として尿中排泄された後に，尿路の細菌により赤色のインジルビンと青色のインジゴが産生され，この色素が合わさることで紫色となります(図14-5)。病的意義は乏しい状態ですが，これらの色素はプラスチックに親和性が高く，尿の色調は大きく変えずに採尿バッグだけを徐々に紫色に染色していきます(図14-6)。腸内の細菌が関与するため便秘がリスク要因として挙げられます[8]。尿所見としてはアルカリ尿であることがほとんどで，起因菌としては *Alcaligenes* spp., *Citrobacter* spp., *Enterococcus* spp., *Escherichia coli*, *Klebsiella pneumoniae*, *Morganella morganii*, *Proteus* spp., *Providencia* spp., *Pseudomonas aeruginosa* と，さまざまな菌種が報告されています[1,8]。

- 黄～赤色尿をきたす薬剤は多いが，リファンピシンやサラゾスルファピリジンは，汗や涙液でも着色しうることを患者に説明しておく必要がある。

- レボドパやメトロニダゾール（黒色），プロポフォール（緑色）は，特徴的な尿色調を呈しうる。

- （薬剤によるものではないが）紫色採尿バッグ症候群は，便秘と尿路感染がリスク要因で，尿バッグを紫色に染色する。

文献

1) Viswanathan S : Urine bag as a modern day matula. ISRN Nephrol 215690, 2013. PMID 24959539
2) Harries AD, et al : Monitoring rifampicin compliance by visual inspection of urine colour. Trop Doct 29(4) : 243-244, 1999. PMID 10578644
3) Rawal G, et al : Green urine due to propofol ; a case report with review of literature. J Clin Diagn Res 9(11) : OD03-4, 2015. PMID 26673613
4) Takeda K, et al : Melanuria in the diagnosis of metastatic melanoma. Intern Med 51(12) : 1649, 2012. PMID 22728512
5) Bruce TA : Dark urine related to metronidazole therapy. JAMA 218(12) : 1832, 1971. PMID 5171455
6) Bonkovsky HL, et al : Case records of the Massachusetts General Hospital. Case 20-2008. A 57-year-old woman with abdominal pain and weakness after gastric bypass surgery. N Engl J Med 358(26) : 2813-2825, 2008. PMID 18579817
7) Galanis N, et al : Brown urine and black hip. CMAJ 184(14) : 1600, 2012. PMID 22496381
8) Harun NS, et al : Purple urine bag syndrome : a rare and interesting phenomenon. South Med J 100(10) : 1048-1050, 2007. PMID 17943055

column

薬物・毒物を疑えば尿検査

薬物乱用を疑った際に役立つのが尿による薬物検出キットです。8種類の薬剤を検出可能なトライエージ®DOA が最も広く使われています。それ以外にはフェンシクリジン類(PCP)とモルヒネ系麻薬(OPI)を検出できないものの簡便性に優れる INSTANT-VIEW® や，覚せい剤であるアンフェタミン(AMP)とメタンフェタミン(mAMP)を区別して検出し，メタドン(MTD)も検出可能な MEDICAL STAT® があります。

トライエージ®DOA については販売元より膨大なデータが公開されています[1]。

http://products.sysmex.co.jp/pr2/pdf/TriageDOAdoaSpecificity.pdf（2019 年 8 月 14 日閲覧）

このデータより筆者が特に重要と考える偽陽性，偽陰性について**表 1** にまとめます。たとえば，覚せい剤であるアンフェタミンはエフェドリンの合成過程から開発されたものであり，構造式が似ています。そのため葛根湯や感冒薬に含まれるエフェドリンによりアンフェタミン偽陽性となることがあります。またデキストロメトルファン(メジコン®)はコデインと同様な鎮痛作用や鎮咳作用のある物質であり，麻薬として誤検出されうります。

一方，ゾルピデムやゾピクロンなどの睡眠薬や，SSRI，非定型抗精神病薬は大量摂取してもトライエージ®DOA による検出は不可能です。また危険ドラッグの多くも検出することはできません。第二世代三環系抗うつ薬であるアモキサンも検出が困難な物質です。アモキサピンは三環系抗うつ薬のなかでは心毒性が弱いため，中毒量を摂取しても心電図異常を呈さないことが多く客観的な根拠を得られにくいですが，痙攣など重篤な神経症状を呈することがあります。

表 1　トライエージ®DOA が検出可能な薬剤と注意点

	偽陽性	偽陰性/検出不可
フェンシクリジン類(PCP)	ジフェンヒドラミン(H_1 拮抗薬)，シメチジン(H_2 拮抗薬)，トラマドール(鎮痛薬)	
ベンゾジアゼピン類(BZO)	オキサプロジン(NSAIDs)	ゾルピデム，ゾピクロン
コカイン系麻薬(COC)	キナクリン(抗マラリア薬)，シネフリン(生薬)，パントプラゾール(PPI)	
覚せい剤(AMP)	エフェドリン(葛根湯や市販感冒薬)，ラニチジン(H_2 拮抗薬)	
大麻(THC)	ほとんどなし	
モルヒネ系麻薬(OPI)	コデイン，トラマドール(鎮痛薬)，デキストロメトルファン(鎮咳薬)，レボフロキサシン(抗菌薬)	
バルビツール酸類(BAR)	エトスクシミド(抗てんかん薬)，ブロモバルム(ブロムワレリル尿素として鎮痛薬)	
三環系抗うつ剤(TCA)	クロルプロマジン，ペルフェナジン，フェノチアジン(定型抗精神病薬)，ルジオミール(四環系抗うつ薬)	アモキサピン(第二世代三環系抗うつ薬)

http://products.sysmex.co.jp/pr2/pdf/TriageDOAdoaSpecificity.pdf（2019 年 8 月 14 日閲覧）

トライエージ DOA® などの尿中薬物迅速検査が陽性であるかどうかに関わらず，何かしらの薬物・毒物の関与を疑った場合には，正式な検査に備え尿検体の保存をしておくことを薦めます。各薬物の同定には 100 μg と少量の検体で良いものから，5 mL 以上の検体量を必要とするものもあります。日本法医学会が発刊している「薬毒物検査のための手引き」(第 2 次草案)[2] によると 2 日以内の検査用に冷蔵保存で 10〜20 mL，冷凍保存用に 10〜20 mL の尿検体が必要であるとしており，筆者はこのような状況では 10 mL のスピッツ 3 本分(合計 30 mL)の尿を保存しています。

1) http://products.sysmex.co.jp/pr2/pdf/TriageDOAdoaSpecificity.pdf (2019 年 8 月 14 日閲覧)
2) 法医中毒学ガイドライン小委員会：薬毒物検査のための手引き(案)．http://www.jslm.jp/ftwg/guideline/guidline-index-1.html#1-0 (2019 年 8 月 14 日閲覧)

column

ミルクのような尿をみたら

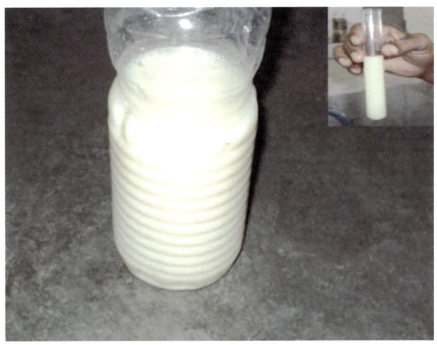

Saha M, et al : An occult filarial infection presenting as chyluria with proteinuria : a case report and review of literature. Case Reports : bcr0120125635-bcr0120125635, 2012. PMID 22669920 より転載

高度に白濁した尿は乳糜尿を考えます。
　乳糜尿の原因としては古典的にはフィラリアがよく知られた原因ですが，それ以外の寄生虫〔有鉤条虫症(嚢虫症)，エキノコックス症(包虫症)，マラリア，回虫症，尖頭柱状虫症(*Eustrongylus gigas*)，腸トリコモナス症(*Cercomonas hominis*)，ビルハル

ツ住血吸虫症）でも報告があります。寄生虫以外には外傷，手術，リンパ管腫，リンパ瘤，腫瘍，大動脈瘤，肉芽腫性感染症（結核など），妊娠で報告があります[2,3]。尿路（腎臓・尿管・膀胱）もしくは後腹膜の病変であることが多いですが，食道癌術後[4]や胸部大動脈瘤[5]による胸管狭窄が原因となることもあります。

　高度の乳糜尿においては腹部 CT で膀胱内腔にまるで空気のような低吸収の領域を認めますが，window を絞ると脂肪濃度と同程度の CT 値であることが確認できます[2,3]。乳糜尿の証明には尿中のトリグリセリドが検出可能（10～1,955 mg/dL）であることが有用です。乳糜尿を呈していないフィラリア症でも尿中トリグリセリドを検出することはありえますが，健常者では尿中トリグリセリドは検出されません[6]。

1）Saha M, et al : An occult filarial infection presenting as chyluria with proteinuria : a case report and review of literature. Case Reports : bcr0120125635-bcr0120125635, 2012. PMID 22669920
2）Graziani G, et al : Chyluria associated with nephrotic-range proteinuria : pathophysiology, clinical picture and therapeutic options. Nephron Clin Pract 119（3）: c248-53 ; discussion c254, 2011. PMID 21921636
3）Wiggelinkhuizen J, et al : Chyluria. Am J Dis Child 124（1）: 99-101, 1972. PMID 5033758
4）Takeno A, et al : Chyluria after ligation of the thoracic duct : a rare complication after thoracoscopic-assisted esophagectomy for esophageal cancer. Surg Today 44（4）: 757-760, 2014. PMID 23229840
5）Garrido P, et al : Thoracic aneurysm as a cause of chyluria: resolution by surgical treatment. Ann Thorac Surg 60（3）: 687-689, 1995. PMID 7677503
6）Peng HW, et al : Urine lipids in patients with a history of filariasis. Urol Res 25（3）: 217-221, 1997. PMID 9228676

15 妊婦の尿検査からわかること

Case

患者：31歳，女性。妊娠18週。
妊婦健診で異常は指摘されていない。
過去に妊娠歴なし。頻尿があり，尿検査を行った。

	尿定性
比重	1.010
pH	6.5
蛋白	1+
糖	1+
ケトン体	−
潜血	−
ウロビリノーゲン	正常
ビリルビン	−
白血球	−
亜硝酸塩	−

Q 上記の尿検査結果から，何がわかるでしょうか？

妊婦の尿路症状と尿検査

　妊婦は，子宮による膀胱圧排やプロゲステロンによる平滑筋弛緩作用により，尿路症状を呈することが多いです（図15-1）。頻尿や残尿感がある場合は，尿路感染の除外を必要とすることがあります。
　また，妊娠合併症の評価のために，特にリスクのない妊婦にも，妊娠初期と妊婦健診ごとに，尿蛋白・尿糖検査が推奨されています。そのため一般内科医であっても，妊婦の尿検査の解釈ができる必要があります。

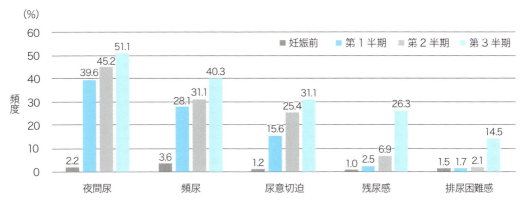

図 15-1 妊娠と尿路症状

Liang CC, et al : Lower urinary tract symptoms in primiparous women before and during pregnancy. Arch Gynecol Obstet 285(5) : 1205-1210, 2012. PMID 22042166 より作成

表 15-1 合併症のない妊婦における蛋白尿の程度 (n=270)

	平均	95%信頼区間上限
1日尿蛋白量	116.9 mg	259.4 mg
1日尿アルブミン量	11.8 mg	28.7 mg

Higby K, et al : Normal values of urinary albumin and total protein excretion during pregnancy. Am J Obstet Gynecol 171(4) : 984-989, 1994. PMID 7943114 より作成

尿蛋白は妊娠高血圧腎症を予測する

　正常妊娠では，妊娠20週を過ぎると糸球体濾過量(GFR)が最大50%増加，糸球体基底膜の透過性が亢進，尿細管での蛋白再吸収は低下することで，尿蛋白量は増加します(表15-1)。また，妊娠子宮による圧排などで生じる水尿管・水腎症も，蛋白尿の出現に関与しえます[3]。

　妊娠中に高血圧を認める場合，妊娠高血圧症候群といいます。また，妊娠20週以降に高血圧と300 mg/日以上の蛋白尿(あるいは他の臓器障害)が新たに出現した場合は，妊娠高血圧腎症と分類します。妊娠高血圧症候群は，単胎妊娠の4.6%[4]に発症し，なかでも妊娠高血圧腎症は2.7%[5]で合併しますが，これらは痙攣発作(妊娠子癇)，脳出血，HELLP症候群，子宮内胎児発育不全などと関連がある重大な疾患です。

　蛋白尿がなく新規高血圧が認められた場合は15%で，高血圧がなく妊娠20週以降に蛋白尿が生じた場合は51%で後に血圧が高くなり，妊娠高血圧腎症を発症します[6]。つまり尿蛋白が陽性の場合は，非常にハイリスク群であることがわかります。

　しかし，軽度の体重増加や浮腫，蛋白尿(1+)は，正常妊娠でも高頻度で認める所見です(図15-2)。

　一方，尿蛋白が2回連続で(1+)以上だった場合や，(2+)以上だった場合は，蛋白尿≧300 mg/日である可能性が高いことがわかっており(表15-2)，このような場合には，妊

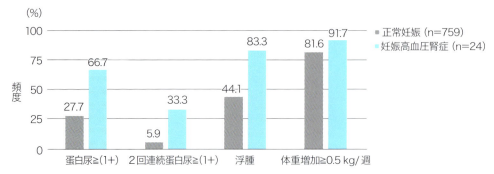

図 15-2　正常妊娠と妊娠高血圧腎症における蛋白尿，浮腫，体重増加の頻度

Chiba K, et al : Clinical significance of proteinuria determined with dipstick test, edema, and weekly weight gain ≥500g at antenatal visit. Pregnancy Hypertens 3(3) : 161-165, 2013. PMID 26106028 より作成

表 15-2　妊娠高血圧腎症疑い患者における蛋白尿≧300 mg/日の予測

カットオフ値	感度	特異度	LR＋	LR−	文献
1＋	55(37〜72)	84(57〜95)	3.5(1.7〜7.3)	0.6(0.45〜0.8)	8
2回連続≧1＋	45(29〜63)	95(93〜97)	9.4(5.7〜15.4)	0.6(0.4〜0.8)	7
2＋	83〜100	86〜98	7.2〜30	0.01〜0.17	9
3＋	93〜100	98〜100	36〜68	0.01〜0.07	9
	70(57〜80)	90(75〜97)	7.0(2.7〜18)	0.3(0.2〜0.5)	10

Chiba K, et al : Clinical significance of proteinuria determined with dipstick test, edema, and weekly weight gain ≥500g at antenatal visit. Pregnancy Hypertens 3(3) : 161-165, 2013. PMID 26106028
Waugh JJ, et al : Accuracy of urinalysis dipstick techniques in predicting significant proteinuria in pregnancy. Obstet Gynecol 103(4) : 769-777, 2004. PMID 15051572
Saudan PJ, et al : Improved methods of assessing proteinuria in hypertensive pregnancy. Br J Obstet Gynaecol 104(10) : 1159-1164, 1997. PMID 9332994
Şükür YE, et al : Predictive value of 3＋ spot urinary protein value measured by dipstick in hypertensive pregnant patients. Hypertens Pregnancy 32(2) : 139-145, 2013. PMID 23725079 より作成

表 15-3　尿蛋白/クレアチニン比による蛋白尿≧300 mg/日の予測

カットオフ値	感度	特異度	LR＋	LR−
0.15	88(85〜92)	64(59〜69)	2.5(2.1〜2.9)	0.18(0.12〜0.26)
0.2	87(83〜90)	68(64〜73)	2.7(2.3〜3.3)	0.20(0.14〜0.27)
0.3	81(77〜85)	76(71〜80)	3.3(2.7〜4.1)	0.25(0.19〜0.33)

Morris RK, et al : Diagnostic accuracy of spot urinary protein and albumin to creatinine ratios for detection of significant proteinuria or adverse pregnancy outcome in patients with suspected pre-eclampsia : systematic review and meta-analysis. BMJ 345 : e4342, 2012. PMID 22777026 より転載

娠高血圧症候群を危惧する必要があります。

　そのため日本産科婦人科学会は，以下の基準を満たせば，尿蛋白/尿クレアチニン比の測定を行うことを薦めています。

❶蛋白尿(1＋)が引き続く2回の健診で陽性
❷蛋白尿(2＋)以上
❸蛋白尿(1＋)に加え，高血圧(≧140/90 mmHg)

　尿蛋白/クレアチニン比が0.3あれば，300 mg/日以上の尿蛋白であると判断しますが，感度を高めるためには，より低値をカットオフ値とすべきとの意見もあります(**表15-3**)。

表 15-4　尿糖の程度による妊娠糖尿病の診断

	感度	特異度	LR＋	LR−
尿糖≧100 mg/dL	36(15〜64)	98(97〜99)	20(7.4〜52)	0.65(0.41〜1.0)
尿糖≧75〜125 mg/dL	11(4〜25)	93(91〜95)	1.5(0.6〜4.0)	0.96(0.9〜1.1)
尿糖≧100 mg/dL を 2 回以上	27(13〜48)	83(80〜87)	1.6(0.8〜3.4)	0.87(0.7〜1.1)
尿糖≧250 mg/dL を 2 回以上	7(3〜15)	98(88〜99)	4.5(2.0〜11)	0.94(0.9〜1.0)

Alto WA : No need for glycosuria/proteinuria screen in pregnant women. J Fam Pract 54(11) : 978-983, 2005. PMID 16266604 より転載

尿糖は病的意義が乏しい

　妊娠糖尿病は妊娠の 2.3％で認められ[12]，先天奇形，流産，周産期合併症，巨大児出生に関連するため，日本産科婦人科学会は全妊婦に対して，以下のスクリーニング方法を推奨しています。

❶妊娠初期に随時血糖測定(カットオフ値は 95〜100 mg/dL)。

❷妊娠中期(24〜28 週)に 50 g ブドウ糖負荷試験(1 時間値≧140 mg/dL を陽性)，あるいは随時血糖測定(≧100 mg/dL を陽性)

　尿糖がスクリーニングに用いられていない理由は，感度が低いことと(表 15-4)，妊娠すると糸球体濾過量が増加するために尿糖は陽性となりうること(特異度も低い)によりますが，尿糖≧250 mg/dL(2＋に相当)であれば，妊娠 24〜28 週で妊娠糖尿病と診断される可能性は 2.9〜12.8％と高くなりますので[14]，尿糖が強陽性であれば，血糖を確認する根拠となりえます。

尿ケトン体の病的意義は不明

　妊娠 6〜12 週となると，悪心が 67％で生じ，「つわり」と称されます。妊娠悪阻は「つわり」の重症型で，明確な定義は困難ですが，ほぼ毎日嘔吐し，尿ケトン体陽性で体重が5％以上減少する場合に診断されます。尿ケトン体が生じていれば糖質の摂取不足が示唆されますが，妊娠中はインスリン作用が低下することで，ケトン体産生が亢進するため，一晩絶食にするだけで 10〜20％の頻度で尿ケトン体が陽性となります[15]。この尿ケトン体陽性の病的意義は明らかとはなっておらず，尿ケトン体をスクリーニングで用いる必要性は低いと考えられます。

妊婦の無症候性顕微鏡的血尿

　妊婦の無症候性顕微鏡的血尿は，3〜20％で認められます[16, 17]。妊娠とは関連性が乏しい病態(尿路感染，尿管結石，IgA 腎症，菲薄基底膜病など)によるものが多く，妊娠合併症との関連性は乏しいと考えられていますが[16]，妊婦虐待や穿通胎盤など妊婦特有の病

表 15-5　妊婦の無症候性細菌尿による合併症

	対照群	抗菌薬治療群	相対リスク比
腎盂腎炎	20.8%	4.8%	0.23（0.13〜0.41）
早期産＜37 週	22.1%	6.0%	0.27（0.11〜0.62）
出生体重＜2,500 g	13.6%	8.7%	0.64（0.45〜0.93）

Smaill FM, et al：Antibiotics for asymptomatic bacteriuria in pregnancy. Cochrane database Syst Rev 2015（8）：CD000490. PMID 26252501 より作成

表 15-6　妊婦の無症候性細菌尿の検出

	感度	特異度	LR＋	LR−
亜硝酸塩	50（15〜100）	99（71〜100）	54（27〜266）	0.46（0.35〜0.61）
亜硝酸塩か白血球定性	64（45〜92）	90（63〜97）	6.4（3.3〜12）	0.31（0.19〜0.49）
尿沈渣で細菌≧20/HPF	78（40〜97）	92（88〜95）	9.4（5.6〜16）	0.24（0.07〜0.82）
グラム染色≧1 細菌数/油浸視野	86（76〜91）	95（86〜99）	30（12〜77）	0.14（0.09〜0.21）

Rogozińska E, et al：Accuracy of onsite tests to detect asymptomatic bacteriuria in pregnancy : a systematic review and meta-analysis. Obstet Gynecol 128（3）：495-503, 2016. PMID 27500352 より転載

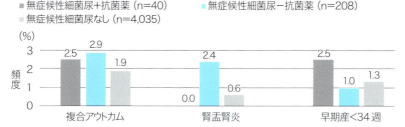

図 15-3　無症候性細菌尿の有無と抗菌薬治療による合併症発生率の違い

Kazemier BM, et al：Maternal and neonatal consequences of treated and untreated asymptomatic bacteriuria in pregnancy : a prospective cohort study with an embedded randomised controlled trial. Lancet Infect Dis 15（11）：1324-1333, 2015. PMID 26255208 より作成

態が見つかることもあります[18]。再検査でも血尿がある場合，尿沈渣・尿培養・尿細胞診，腹部超音波検査を適宜行うことが薦められます[18]。

妊婦の無症候性細菌尿は治療適応

　妊婦の無症候性細菌尿は 5.7％で認められますが[19]，腎盂腎炎進展や早期産の高リスク要因であるために（表 15-5），妊娠早期に無症候性細菌尿をスクリーニング・治療するべきとされます[21]。

　無症候性細菌尿の検査には，尿沈渣やグラム染色のほうが感度は勝りますが（表 15-6），簡便性から，スクリーニングには尿試験紙法も利用されます。一方最も確実なのは，中間尿の尿定量培養≧10^5 CFU/mL を確認する方法です。

　表 15-5 のデータはエビデンスレベルが低く，また 1960〜1987 年の研究であり，現在とは医療水準がかなり異なります。そこで近年，妊娠 16〜22 週の無症候性細菌尿患者に

抗菌薬を投与するかどうかのランダム化試験が行われました。その結果，無症候性細菌尿（尿試験紙法で判定）に対して，抗菌薬治療を行うことで，早期産は有意差はないものの増加傾向にありましたが，腎盂腎炎は有意に減少しました（図15-3）。少なくとも腎盂腎炎の発症を減らせることから，妊婦の無症候性細菌尿は治療すべきと考えられます。

まとめ

● 尿蛋白≧1＋が2回連続，尿蛋白≧2＋，高血圧と尿蛋白≧1＋のいずれかがあれば，尿蛋白/クレアチニン比の測定と頻回の血圧モニタリングを行う。

● 尿糖陽性の意義は低いが，尿糖≧2＋であれば，妊娠糖尿病を疑う。

● 尿ケトン体陽性の意義は，病歴で判断する。

● 無症候性細菌尿は，腎盂腎炎や早期産の可能性を高めるため，治療適応と考える。

文献

1) Liang CC, et al : Lower urinary tract symptoms in primiparous women before and during pregnancy. Arch Gynecol Obstet 285(5) : 1205-1210, 2012. PMID 22042166

2) Higby K, et al : Normal values of urinary albumin and total protein excretion during pregnancy. Am J Obstet Gynecol 171(4) : 984-989, 1994. PMID 7943114

3) Piccoli GB, et al : Excessive urinary tract dilatation and proteinuria in pregnancy : a common and overlooked association? BMC Nephrol 14 : 52, 2013. PMID 23446427

4) Morikawa M, et al : Seasonal variation in the prevalence of pregnancy-induced hypertension in Japanese women. J Obstet Gynaecol Res 40(4) : 926-931, 2014. PMID 24612433

5) Shiozaki A, et al : Comparison of risk factors for gestational hypertension and preeclampsia in Japanese singleton pregnancies. J Obstet Gynaecol Res 39(2) : 492-499, 2013. PMID 23002807

6) Morikawa M, et al : Pregnancy outcome of women who developed proteinuria in the absence of hypertension after mid-gestation. J Perinat Med 36(5) : 419-424, 2008. PMID 18605971

7) Chiba K, et al : Clinical significance of proteinuria determined with dipstick test, edema, and weekly weight gain ≥ 500g at antenatal visit. Pregnancy Hypertens 3(3) : 161-165, 2013. PMID 26106028

8) Waugh JJ, et al : Accuracy of urinalysis dipstick techniques in predicting significant proteinuria in pregnancy. Obstet Gynecol 103(4) : 769-777, 2004. PMID 15051572

9) Saudan PJ, et al : Improved methods of assessing proteinuria in hypertensive pregnancy. Br J Obstet Gynaecol 104(10) : 1159-1164, 1997. PMID 9332994

10) Şükür YE, et al : Predictive value of 3＋ spot urinary protein value measured by dipstick in hypertensive pregnant patients. Hypertens Pregnancy 32(2) : 139-145, 2013. PMID 23725079

11) Morris RK, et al : Diagnostic accuracy of spot urinary protein and albumin to creatinine ratios for detection of significant proteinuria or adverse pregnancy outcome in patients with suspected pre-eclampsia : systematic review and meta-analysis. BMJ 345 : e4342, 2012. PMID 22777026

12) Mizuno S, et al : Association between social capital and the prevalence of gestational diabetes mellitus : An interim report of the Japan Environment and Children's Study. Diabetes Res Clin Pract 120 : 132-141, 2016. PMID 27544908

13) Alto WA : No need for glycosuria/proteinuria screen in pregnant women. J Fam Pract 54 (11) : 978-983, 2005. PMID 16266604

14) Gribble RK, et al : The value of urine screening for glucose at each prenatal visit. Obstet Gynecol 86 (3) : 405-410, 1995. PMID 7651652

15) Jovanovic-Peterson L, et al : Sweet success, but an acid aftertaste? N Engl J Med 325 (13) : 959-960, 1991. PMID 1908948

16) Brown MA, et al : Microscopic hematuria in pregnancy : relevance to pregnancy outcome. Am J Kidney Dis 45 (4) : 667-673, 2005. PMID 15806469

17) Szeto CC, et al : Prevalence and implications of isolated microscopic hematuria in asymptomatic Chinese pregnant women. Nephron Clin Pract 105 (4) : c147-152, 2007. PMID 17259739

18) Sandhu KS, et al : Gross and microscopic hematuria : guidelines for obstetricians and gynecologists. Obstet Gynecol Surv 64 (1) : 39-49, 2009. PMID 19099611

19) Kazemier BM, et al : Maternal and neonatal consequences of treated and untreated asymptomatic bacteriuria in pregnancy : a prospective cohort study with an embedded randomised controlled trial. Lancet Infect Dis 15 (11) : 1324-1333, 2015. PMID 26255208

20) Smaill FM, et al : Antibiotics for asymptomatic bacteriuria in pregnancy. Cochrane database Syst Rev 2015 (8) : CD000490. PMID 26252501

21) Nicolle LE, et al : Infectious Diseases Society of America guidelines for the diagnosis and treatment of asymptomatic bacteriuria in adults. Clin Infect Dis 40 (5) : 643-654, 2005. PMID 15714408

22) Rogozińska E, et al : Accuracy of onsite tests to detect asymptomatic bacteriuria in pregnancy : a systematic review and meta-analysis. Obstet Gynecol 128 (3) : 495-503, 2016. PMID 27500352

column

妊娠反応検査は血液で？

『女性をみたら妊娠を疑え』という格言がありますが，患者が妊娠をしているかどうかは医学的に重要な意味をもつことが多々あります。しかし妊娠20週までの妊婦475（370〜625）人に1人は病歴上，妊娠を否定します[1]。そこで尿中妊娠反応検査による客観的な評価が大切となります。熱傷患者の女性423例に対して尿中妊娠反応検査を行った研究では13.5%が妊娠を自覚しており，6.1%が自覚していない妊娠を検査にて発見され，0.9%で検査の偽陽性がありました[2]。

尿中妊娠反応検査はhCGが50 mIU/mLで陽性となる通常タイプと，病院で使用されているようなhCGが25 mIU/mLで陽性となる早期タイプが市販されています。月経予定日に検査した場合，25 mIU/mLの検出能では妊娠の80%のみが検出できます[3]。妊娠の95%を検出するためには12.5 mIU/mLの感度が必要とされています[4]。3日後にはhCGは25 mIU/mLを超えますが50 mIU/mLは超えないため通常の市販薬は月経予定日から1週間後以降に検査することを薦められています。

尿中妊娠反応検査（25 mIU/mL）は異所性妊娠の検出においては感度96.9%と高感度ですが[5]，市販の尿中妊娠反応検査（50 mIU/mL）の感度は90%であり[6]，市販の妊娠反応検査が陰性であっても異所性妊娠を否定することはできません。

救急外来では尿検体を採取することが困難であったり時間がかかる場合もあります。そのような場合には全血で妊娠反応検査を行う方法があります。保険適用はありませんのであくまで個々の医師の判断に委ねられる方法ですが，文献的には全血検体のほうが勝るとも劣らない診断特性であることが示されています[7]（表1）。

表1　妊娠反応検査の診断特性（血清hCG≧5 mIU/mLの予測）

	感度	特異度	LR+	LR−
尿検体	95（91〜98）	100（99〜100）	∞	0.05（0.02〜0.09）
全血検体	96（92〜98）	100（99〜100）	∞	0.04（0.02〜0.08）

1) Wessel J, et al : Denial of pregnancy : population based study. BMJ 324（7335）: 458, 2002. PMID 11859048
2) Masoodi Z, et al : Routine use of urinary hCG test in adult burn females to detect "hidden" pregnancies : A review. Burns 39（4）: 803-807, 2013. PMID 23000374
3) Cole LA, et al : Sensitivity of over-the-counter pregnancy tests : comparison of utility and marketing messages. J Am Pharm Assoc 45（5）: 608-615, 2003. PMID 16295647
4) Cole LA, et al : Accuracy of home pregnancy tests at the time of missed menses. Am J Obstet Gynecol 190（1）: 100-105, 2004. PMID 14749643
5) Wong E, et al : Ectopic pregnancy--a diagnostic challenge in the emergency department. Eur J Emerg Med 7（3）: 189-194, 2000. PMID 11142270
6) Barnes RB, et al : Reliability of urinary pregnancy tests in the diagnosis of ectopic pregnancy. J Reprod Med 30（11）: 827-831, 1985. PMID 3841157
7) Fromm C, et al : Substituting Whole Blood for Urine in a Bedside Pregnancy Test. J Emerg Med 43（3）: 478-482, 2012. PMID 21875776

column

絨毛膜羊膜炎の診断には尿試験紙を

　絨毛膜羊膜炎(羊水内感染)には母体から胎盤を介して病原体が胎児へ移行する経胎盤感染もありますが，腟・子宮頸管から病原体が移行する上行感染により起こるものが多いです。子宮内感染/炎症(Triple Ⅰ：intra uterine inflammation or infection or both)とも呼ばれます[1]。確定診断には羊水培養や病理組織学的検査が有用ですが，絨毛膜羊膜炎(羊水内感染)は母体・胎児へ重大な影響を与える緊急疾患であるため，迅速な臨床判断が必要です。

　具体的には発熱(≧39.0℃もしくは≧38.0℃×30分)に加え，胎児頻拍(＞160/分)，母体白血球増多(＞15,000/μL)，子宮頸管膿性分泌物のいずれかがあれば臨床的にTriple Ⅰを疑います[1]。また，羊水のグラム染色陽性，糖低値，培養陽性，胎盤の病理学的検査陽性のいずれかが加われば確定診断とします。

　なお，羊水培養をgold standardとした場合，羊水に対する白血球エステラーゼ反応は絨毛膜羊膜炎(羊水内感染)の診断に有用であることが示されています(**表1**)。診断特性は報告によりばらつきがありますが，迅速性という観点から価値のある検査であると考えられます。

表1　羊水検査による羊水感染の診断

	感度	特異度	LR＋	LR－
白血球エステラーゼ反応	19～81	82～100	1.4～∞	0.19～0.93
グラム染色	36～54	83～95	3.2～8.9	0.55～0.67
糖＜20 mg/dL	44	89	4.0	0.63

1) Higgins RD, et al : Evaluation and Management of Women and Newborns With a Maternal Diagnosis of Chorioamnionitis : Summary of a Workshop. Obstet Gynecol 127(3) : 426-436, 2016. PMID 26855098

2) Egley CC, et al : Leukocyte esterase : a simple bedside test for the detection of bacterial colonization of amniotic fluid. Am J Obstet Gynecol 159(1) : 120-122, 1988. PMID 3394729

3) Greci LS, et al : Is amniotic fluid analysis the key to preterm labor? A model using interleukin-6 for predicting rapid delivery. Am J Obstet Gynecol 179(1) : 172-178, 1998. PMID 9704784

4) Romero R, et al : The value of the leukocyte esterase test in diagnosing intra-amniotic infection. Am J Perinatol 5(1) : 64-69, 1988. PMID 3337760

column

妊婦腟分泌物のpHからわかること

Case

33歳女性
妊娠32週

Q 妊婦において腟分泌物を検査することに何か意義はあるでしょうか？

デーデルライン桿菌が優位なら腟分泌部のpHは低い

腟の正常細菌叢であるデーデルライン桿菌は乳酸を産生するため腟分泌物のpHは酸性です。正常細菌叢が保たれていない細菌性腟炎やカンジダ腟炎ではpHは高い傾向があります（図1）。

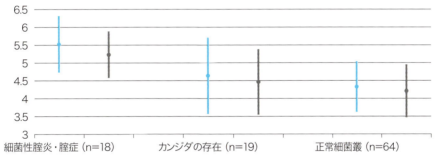

図1 腟分泌物のpH1
グラフの範囲は平均±SDを示す。
Donders GGG, et al : Comparison of two types of dipsticks to measure vaginal pH in clinical practice. Eur J Obstet Gynecol Reprod Biol 134(2) : 220-224, 2007. PMID 16952417

腟分泌物pH＞4.5であれば細菌性腟症の可能性が高くなります（表1）。細菌性腟症は早産のリスクと考えられており，腟分泌物のpHと早産の頻度には相関があります。pH≧5.0ならばOR 3.8（1.5～9.6），pH＞5.0ならばOR 5.0（3.1～9.1）で早産のリスクとなります[2]より計算。またエストロゲン分泌の少ない小児や閉経後はデーデルライン桿菌が少なく，腟のpHは高い傾向にあります（表2）。

表1 腟分泌物のpHによる細菌性腟症の診断

	感度	特異度	LR+	LR−
腟分泌物のpH＞4.5	59～72	60～96	1.8～13.7	0.43～0.46

Kampan NC, et al : Evaluation of BV(®) Blue Test Kit for the diagnosis of bacterial vaginosis. Sex Reprod Healthc 2(1) : 1-5, 2011. PMID 21147452
Hemalatha R, et al : Evaluation of vaginal pH for detection of bacterial vaginosis. Indian J Med Res 138 (3) : 354-359, 2013. PMID 24135180 より作成

表2 腟分泌物の pH による更年期の予測

	更年期の定義	感度	特異度	LR+	LR−
pH>4.5	FSH≧20 IU/L[16]	97(91〜99)	67(13〜98)	2.9(0.59〜14.4)	0.05 (0.01〜0.16)
	FSH≧40 IU/L[17]	85(78〜90)	65(44〜82)	2.5(1.4〜4.2)	0.23 (0.15〜0.34)
pH≧6.0	FSH≧35 IU/L[18]	93(85〜97)	84(74〜90)	5.6(3.6〜8.8)	0.09 (0.04〜0.18)

Vahidroodsari F, et al : Comparing Serum Follicle-Stimulating Hormone (FSH) Level with Vaginal PH in Women with Menopausal Symptoms. Oman Med J 25(1) : 13-16, 2010. PMID 22125691
Das A, et al : Vaginal pH : A marker for menopause. J Midlife Health. 5(1) : 34-37, 2014. PMID 24672204
Moradan S, et al : Can vaginal pH predict menopause? Saudi Med J. 31(3) : 253-256, 2010. PMID 20231928 より作成

尿試験紙の測定領域と測定精度の限界

このようにデーデルライン桿菌が腟を酸性に保っているかどうかは pH 4.5〜5.0 が目安となります。

ところが国内で市販されている尿試験紙を腟分泌物に応用するには測定領域と測定精度に問題があります。尿試験紙は pH 5.0〜9.0 の領域で pH を測定可能で，pH 測定目盛間隔は 0.5〜1.0 です。つまり尿試験紙では pH<5 の領域は判定できず，また pH≧5.0 の領域においても測定精度が不十分です。少なくとも pH 測定目盛間隔が 0.5 の尿試験紙を用いるべきですが，それでも図1 における腟分泌物（正常細菌叢）の平均である pH 4.2 と，腟分泌物（細菌性腟症）の平均である pH 5.2 は両者とも pH 5.0 と判定されてしまいます。そこで国内の尿試験紙を用いた場合には，腟分泌物の pH>5.0 の時にのみ診断的価値があり，その場合には腟内の正常細菌叢が保たれていないと考えます。

医療用ではありませんが，より低い pH まで測定領域をもち，測定目盛間隔が 0.2 である精度の高い試験紙も市販されていますので，そのような試験紙を用いれば有用性は高まります。

破水の確認に尿試験紙

羊水の pH は 7.2（6.6〜7.7）[8]であり，腟分泌物と比較して高いです。細菌性腟症が存在したとしても pH<6.5 であることがほとんどであることから（図1），腟分泌物の pH≧6.5 ならば破水と考えます[9]。

尿試験紙を用いた場合の診断特性はよくわかっておりませんが，pH 指示薬のニトラジンイエロー（pH 6.4〜6.8）は破水診断に適しており，すでに体外診断用医薬品として承認されています（エムニケーター®）。ニトラジンイエローを用いた検査では良好な診断特性が報告されています（表3）。

表3 ニトラジンイエローによる前期破水の診断

感度	特異度	LR+	LR−
85〜93	40〜94	1.4〜16.8	0.1〜0.4

Liang D, et al : Comparative study of placental α-microglobulin-1, insulin-like growth factor binding protein-1 and nitrazine test to diagnose premature rupture of membranes : a randomized controlled trial. J Obstet Gynaecol Res 40(6) : 1555-1560, 2014. PMID 24888915
Abdelazim IA : Fetal fibronectin (Quick Check fFN test(®)) for detection of premature rupture of fetal membranes. Arch Gynecol Obstet 287(2) : 205-210, 2013. PMID 22968578
Tagore S, et al : Comparative analysis of insulin-like growth factor binding protein-1 (IGFBP-1), placental alpha-microglobulin-1 (PAMG-1) and nitrazine test to diagnose premature rupture of membranes in pregnancy. J Perinat Med 38(6) : 609-612, 2010. PMID 20707623
Lee SE, et al : Measurement of placental alpha-microglobulin-1 in cervicovaginal discharge to diagnose rupture of membranes. Obstet Gynecol 109(3) : 634-640, 2007. PMID 17329514 より作成

まとめ

- 腟分泌物のpH>5.0ならば正常細菌叢が保たれておらず，早産のリスクとなる細菌性腟症を考える

- 妊婦において腟分泌物のpH≧6.5ならば破水を示唆する。

1) Donders GGG, et al : Comparison of two types of dipsticks to measure vaginal pH in clinical practice. Eur J Obstet Gynecol Reprod Biol 134(2) : 220-224, 2007. PMID 16952417
2) Weckend MJ, et al : Association between increased antenatal vaginal pH and preterm birth rate : a systematic review. J Perinat Med 47(2) : 142-151, 2018. PMID 29995636
3) Kampan NC, et al : Evaluation of BV(®) Blue Test Kit for the diagnosis of bacterial vaginosis. Sex Reprod Healthc 2(1) : 1-5, 2011. PMID 21147452
4) Hemalatha R, et al : Evaluation of vaginal pH for detection of bacterial vaginosis. Indian J Med Res 138(3) : 354-359, 2013. PMID 24135180
5) Vahidroodsari F, et al : Comparing Serum Follicle-Stimulating Hormone (FSH) Level with Vaginal PH in Women with Menopausal Symptoms. Oman Med J 25(1) : 13-16, 2010. PMID 22125691
6) Das A, et al : Vaginal pH : A marker for menopause. J Midlife Health 5(1) : 34-37, 2014. PMID 24672204
7) Moradan S, et al : Can vaginal pH predict menopause? Saudi Med J 31(3) : 253-256, 2010. PMID 20231928
8) Yılmaz Semerci S, et al : The utility of amniotic fluid pH and electrolytes for prediction of neonatal respiratory disorders. J Matern Fetal Neonatal Med 22 : 1-5, 2018. PMID 30033781
9) Huang S, et al : Maternal lead exposure and premature rupture of membranes : a birth cohort study in China. BMJ Open 8(7) : e021565, 2018. PMID 30037873
10) Liang D, et al : Comparative study of placental α-microglobulin-1, insulin-like growth factor binding protein-1 and nitrazine test to diagnose premature rupture of membranes : a randomized controlled trial. J Obstet Gynaecol Res 40(6) : 1555-1560, 2014. PMID 24888915
11) Abdelazim IA : Fetal fibronectin (Quick Check fFN test(®)) for detection of premature rupture of fetal membranes. Arch Gynecol Obstet 287(2) : 205-210, 2013. PMID 22968578
12) Tagore S, et al : Comparative analysis of insulin-like growth factor binding protein-1 (IGFBP-1), placental alpha-microglobulin-1 (PAMG-1) and nitrazine test to diagnose premature rupture of membranes in pregnancy. J Perinat Med 38(6) : 609-612, 2010. PMID 20707623
13) Lee SE, et al : Measurement of placental alpha-microglobulin-1 in cervicovaginal discharge to diagnose rupture of membranes. Obstet Gynecol 109(3) : 634-640, 2007. PMID 17329514

16

年齢が違えば注意すべき疾患も全く異なる

Case

患　者：38歳　女性
現病歴：アレルギー性鼻炎で通院中。
3歳の長女が検尿で異常を指摘された（定期受診のついでに相談されたため詳細な情報なし）。長女は出生・発育に問題なく，尿路感染症の既往はない。腎疾患の家族歴なし。母子共に難聴や眼症状なし。
母親は学校検尿で何度か血尿を指摘されているが，最近の健康診断では尿検査に異常は認めていない。

Q　3歳児検尿と学校検尿において，対象としている主な疾患の違いとは何でしょうか？

　小児の検尿は世界に先駆けて日本で進んでいるシステムでありますが，エビデンスはまだ十分に確立しておらず，最適な方法を模索している分野でもあります。小児の検尿については日本小児腎臓病学会が2015年に発刊した『小児の検尿マニュアル』（診断と治療社）に詳しいですが，ここでは小児における尿検査所見の特徴と，小児の検尿におけるポイントを解説します。

3歳児検尿では先天性腎尿路奇形（CAKUT）を見つけよう

　小児期に慢性腎臓病をきたす最大の原因は糸球体腎炎ではなく，先天性腎尿路奇形（congenital anomalies of the kidney and urinary tract：CAKUT）です（図16-1）。先天性腎尿路奇形では腎炎とは異なり血尿は重要視されません。そこで3歳児検尿は蛋白尿だけが必須検査項目となっています。

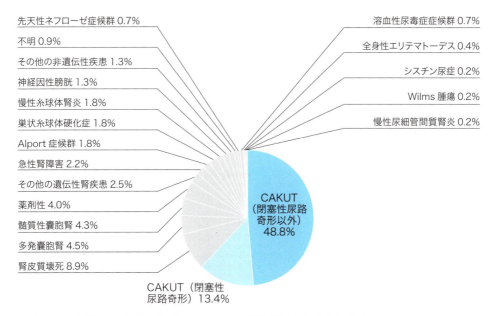

図 16-1　3 か月〜15 歳までに Stage 3〜5 の慢性腎臓病をきたした疾患
Ishikura, K. et al. Pre-dialysis chronic kidney disease in children : results of a nationwide survey in Japan. Nephrol. Dial. Transplant 28 (9), 2345-2355, 2013. PMID 23825101 より作成

表 16-1　3 歳児検尿での異常所見を認める頻度

	血尿	蛋白尿	白血球尿	亜硝酸	尿糖
一次検尿	8.16 (1.85〜8.65)%	1.20 (0.18〜3.26)%	1.01 (0.11〜9.92)%	0.44 (0.05〜0.82)%	0.05 (0.03〜0.07)%
二次検尿	1.24 (0.76〜3.07)%	0.05 (0.03〜1.25)%	0.18 (0.06〜1.23)%	0.08 (0.03〜0.12)%	0.00 (0.00〜0.00)%

本田雅敬, 他：効率的・効果的な乳幼児腎疾患スクリーニングに関する研究 (H24- 特別 - 指定 -016) 総括研究報告書. 平成 24 年厚生労働科学特別研究事業総括研究報告書, 2012. https://mhlw-grants.niph.go.jp/niph/search/NIDD00.do?resrchNum=201205032A

3 歳児検尿は蛋白尿を重視

　乳幼児であっても糸球体腎炎がないわけではありません。Alport 症候群は初期には血尿のみが異常所見であり，このような疾患を検出するために血尿も検査項目に含むべきとの意見もあります。しかし乳幼児に認められる慢性糸球体腎炎の多くは微小変化群です。微小変化群は予後が良好な疾患であり，また血尿は伴いにくいです。そのため，乳幼児では成人と比較して血尿の臨床的意義は限られます。

　一方，検尿の異常所見の出現頻度は血尿で最も高いことが知られています（表 16-1）。つまり，3 歳児検尿に血尿を加えると多くの偽陽性が発生することになります。費用対効果を考えると蛋白尿のみの検尿がよいと考えられます。

表 16-2 3歳児における検査の基準値［95％信頼区間］

	3歳児の基準値
尿蛋白/Cr (g/gCr)	0.05 [0.04〜0.13]
尿β₂MG/Cr (μg/mgCr)	0.14 [0.12〜0.34]
血清 Cr (mg/dL)	0.27 [0.21〜0.37]

本田雅敬、他：効率的・効果的な乳幼児腎疾患スクリーニングに関する研究（H24-特別-指定-016）総括研究報告書．平成24年厚生労働科学特別研究事業総括研究報告書，2012. https://mhlw-grants.niph.go.jp/niph/search/NIDD00.do?resrchNum=201205032A より転載

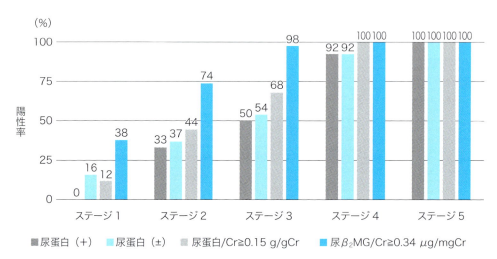

図 16-2 慢性腎臓病のステージごとの異常所見出現頻度

本田雅敬、他：効率的・効果的な乳幼児腎疾患スクリーニングに関する研究（H24-特別-指定-016）総括研究報告書．平成24年厚生労働科学特別研究事業総括研究報告書，2012. https://mhlw-grants.niph.go.jp/niph/search/NIDD00.do?resrchNum=201205032A より作成

3歳児検尿でのカットオフは尿蛋白（±）

蛋白尿だけでスクリーニングを行うため，感度を高める努力が必要です．小児では筋肉量が少ないため，血清 Cr や尿蛋白/Cr 比のカットオフ値は成人とは異なります（表 16-2）．3歳児では尿蛋白（±）あるいは尿蛋白/Cr 比が 0.15 g/gCr で異常とみなすべきです．

$β_2$MG は信頼性が高い指標

尿蛋白（±）や尿蛋白/Cr 比≧0.15 よりも感度が高い指標に，尿 $β_2$MG/Cr≧0.34 μg/mgCr があります．$β_2$ ミクログロブリン（$β_2$MG）は尿細管障害を示唆する検査項目であり先天性腎尿路奇形（CAKUT）を鋭敏に検出することができます（図 16-2）．カットオフ値はキリのよい 0.5 μg/mgCr を用いることも多いようです．

これらのことから尿蛋白≧0.15 g/gCr，尿 $β_2$MG/Cr≧0.5 μg/mgCr，血清 Cr≧0.38 mg/dL は小児腎臓病専門施設へと紹介する目安となります．CAKUT は超音波検査で検出で

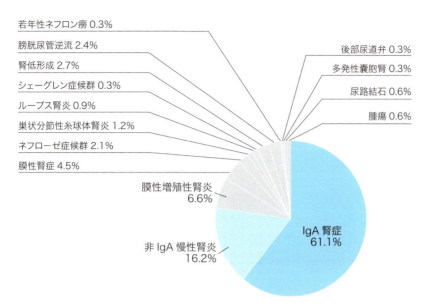

図 16-3　学校検尿精密検診対象者 9,544 名のうち重要な診断に至った 334 例の内訳
松村千恵子,他：1.地域独自の工夫・発展・悩み 6) 千葉市学校検尿.小児科臨床 66(4)：623-629, 2013 より作成

きる疾患が多く,超音波検査で 3 度以上の水腎症,片側腎長径＜5.7 cm,腎長径左右差≧1.1 cm などがあれば,小児腎臓病専門施設へ紹介するべきです。また 3 歳児では血圧≧110/70 mmHg は病的な高血圧とみなします。

学校検尿では糸球体腎炎が主な対象

次に学校検尿について考えます。学校検尿で発見される重要な疾患は糸球体腎炎です(図 16-3)。糸球体腎炎は尿蛋白と尿潜血でスクリーニングを行います。カットオフはいずれも(1＋)以上で陽性と判断します(第 1 章参照)。精密検診では問診や血圧の確認に加え,尿定性,尿蛋白/Cr 比による尿蛋白定量,尿沈渣,血清蛋白,血清アルブミン,血清クレアチニン,補体(特に C3)を確認します。先天性腎尿路奇形,高血圧,腎機能障害,肉眼的血尿,低蛋白血症,低補体血症などがあれば専門施設の紹介が望ましいと考えられます。

学校検尿における異常の判断

精密検査の結果,異常所見が蛋白尿(尿蛋白/Cr 比≧0.15 g/gCr)単独の場合はまずは体位性蛋白尿を考えます。体位性蛋白尿が否定されれば無症候性蛋白尿と判断します(図 16-4)。

血尿(RBC≧5/HPF)単独の場合は無症候性血尿と考えます。悪性腫瘍の除外が重要な

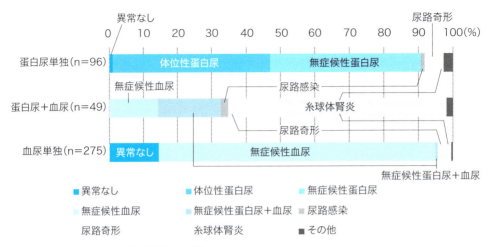

図 16-4　検尿所見と最終診断名の関係

表 16-3　精密検診における判定目安

	尿蛋白なし	尿蛋白あり
血尿なし	異常なし	無症候性蛋白尿 (早朝尿で蛋白尿消失した場合)体位性蛋白尿の疑い
血尿あり	無症候性血尿	無症候性血尿・尿蛋白,腎炎の疑い

中年以降における血尿の鑑別とはこの点で大きく異なります。血尿単独の場合，糸球体腎炎が存在している可能性は0ではありませんが，糸球体腎炎があったとしても経過観察が可能なIgA腎症もしくは微小変化群であることが多いです。一方，蛋白尿と血尿の両者を認めた場合には腎予後が良好とはいえない糸球体腎炎の可能性が高くなります。簡便化した判定目安を表16-3に記します。

　腎予後の予測には尿蛋白の程度が重要です（第1章参照）。尿蛋白が（3＋）ならば早急に精密検査が必要な可能性があります。また尿蛋白が（2＋）以上の場合は激しい運動は制限したほうがよい可能性があります。私案ではありますが，尿蛋白の経過をみる場合には，尿蛋白（g/gCr）×観察期間（月）が2〜3となれば専門医に相談するのが1つの目安です。0.15 g/gCrの蛋白尿ならば12カ月経過をみてもよいですが，1.0 g/gCrの蛋白尿が3か月持続していれば相談するほうがよいでしょう。また腎機能障害や高血圧などを認める場合はその時点で専門医に相談すべきです。

まとめ

- 3歳児検尿では先天性腎尿路奇形(CAKUT)を見つけるために，尿蛋白(±)で異常と考える。

- 学校検尿では血尿(＋)かつ尿蛋白(＋)ならば腎予後が不良な糸球体腎炎の可能性を危惧する。

- 迅速な対応が必要かどうかは腎機能障害や高血圧の有無，尿蛋白の程度で決まる。

文献

1) Ishikura, K et al. Pre-dialysis chronic kidney disease in children : results of a nationwide survey in Japan. Nephrol Dial Transplant 28(9) : 2345-2355, 2013. PMID 23825101
2) 本田雅敬，他：効率的・効果的な乳幼児腎疾患スクリーニングに関する研究(H24-特別-指定-016) 総括研究報告書．平成24年厚生労働科学特別研究事業総括研究報告書，2012. https://mhlw-grants.niph.go.jp/niph/search/NIDD00.do?resrchNum＝201205032A(2019年8月14日閲覧)
3) 松村千恵子，他：1. 地域独自の工夫・発展・悩み6)千葉市学校検尿．小児科臨床66(4) : 623-629, 2013.

17 低ナトリウム血症をみたら尿をみろ

Case

患　者：71歳，女性。

現病歴：食欲低下で受診。既往に高血圧，心不全があり，利尿薬を服用している。
血圧142/86 mmHg，脈拍数88回/分。
身体所見上は体液量に過不足はない。

BUN	26 mg/dL
Cr	1.1 mg/dL
尿酸	5.8 mg/dL
Na	128 mEq/L
K	3.1 mEq/L
血清浸透圧	271 mOsm/kg
尿比重	1.012
尿Cr	39 mg/dL
尿Na	50 mEq/L
尿尿酸	18.1 mg/dL

Q 採血にて低ナトリウム血症を認めましたが，その原因は何でしょうか？

偽性低ナトリウム血症を除外する

　高血糖やマンニトール投与後，高トリグリセリド血症，高γグロブリン血症などでは，血清浸透圧は保たれており，「偽性低ナトリウム血症」と呼ばれます。特に，高血糖は臨床上最もよく遭遇する偽性低ナトリウム血症の原因です。

甲状腺機能低下症や副腎不全を疑う所見がないか，確認する

　甲状腺機能低下症や副腎不全は，低ナトリウム血症の原因として知られています。しかし，甲状腺機能低下症は低ナトリウム血症の原因となることは稀であり[1,2]，甲状腺機能低下症を疑うような臨床所見（寒がり，徐脈，非圧痕性浮腫，腱反射回復相遅延など）がない場合は，低ナトリウム血症の原因とはなりにくいと考えてよいでしょう。また，副腎不

17. 低ナトリウム血症をみたら尿をみろ　115

表 17-1　低ナトリウム血症の鑑別

	SIADH (n=106)	利尿薬 (n=72)	塩分摂取不足 (n=59)	体液量増加性 (n=33)	多飲 (n=24)	副腎不全 (n=4)
血清 Na 値 (mEq/L)	120 (116〜122)	120 (115〜121)	121 (117〜123)	120 (121〜123)	121 (114〜123)	124 (123〜124)
循環血漿量減少の所見(%)	16.0	30.6	62.7	9.1	12.5	0
循環血漿量増加の所見(%)	6.6	6.9	1.7	81.8	12.5	0
尿 Na (mEq/L)	65 (46〜114)	52 (34〜73)	38 (17〜71)	24 (14〜48)	24 (14〜38)	61 (58〜83)
FEUA(%)	14.1 (10.1〜19.2)	9.3 (5.9〜11.7)	9.3 (7.5〜11.3)	7.8 (3.6〜12.7)	12.3 (6.1〜17.2)	7.0 (5.2〜9.2)
FENa(%)	0.63 (0.41〜1.22)	0.69 (0.35〜1.36)	0.56 (0.23〜1.08)	0.49 (0.19〜1.13)	0.56 (0.23〜1.46)	0.43 (0.25〜0.79)
尿浸透圧 (mmoL/kg)	419 (329〜497)	346 (278〜473)	390 (298〜476)	361 (275〜475)	173 (112〜186)	539 (477〜588)

網掛けは注目すべき所見で，　は高値，　は低値なのが特徴。
SIADH：バソプレシン分泌過剰症
FEUA：fractional excretion of uric acid
FENa：fractional excretion of sodium
Nigro N, et al：Evaluation of copeptin and commonly used laboratory parameters for the differential diagnosis of profound hyponatraemia in hospitalized patients："The Co-MED Study." Clin Endocrinol (Oxf) 86(3)：456-462, 2017. PMID 27658031 より一部改変

全は低血圧，食欲低下，体重減少，強い倦怠感を伴うことが多く，血圧が高い場合には可能性は下がります。

臨床所見だけでは鑑別は困難

　低ナトリウム血症の鑑別には，バソプレシン分泌過剰症(SIADH)，利尿薬使用，塩分摂取不足，心不全，肝硬変，自由水多飲，副腎不全などがあげられ，それぞれ臨床所見や検査結果に特徴があります(表 17-1)。

　しかし，臨床所見(脱水を起こしうるエピソード，口渇，皮膚粘膜所見，体重減少，起立性低血圧，脈拍数増加)に加え，簡単な血液検査(BUN/Cr＞20)を用いても，生理食塩水の投与に反応するかどうかは 48％しかわかりません[4]。SIADH ならば水分制限，塩分摂取不足ならば塩分負荷が治療となり，両者の治療方針は異なることから，両者を的確に鑑別するために，低ナトリウム血症では尿電解質の測定も必要といえます。

検査所見では尿 Na が最も優れる

　低ナトリウム血症を認めた場合，SIADH を疑う簡便な指標は，血清尿酸値が低いことです。一方，信頼性が最も高い方法は，尿 Na を確認することであると考えられています(表 17-2)。

表 17-2　SIADH の診断特性（AUROC）

	利尿薬なし	利尿薬あり	カットオフの目安
尿 Na	0.97 (0.91〜0.97)	0.85 (0.75〜0.97)	＞30 mEq/L
FENa	0.78 (0.61〜0.94)	0.69 (0.55〜0.84)	＞0.5%
FEUA	0.89 (0.77〜1.0)	0.96 (0.91〜1.0)	＞12%
血清 尿酸値	0.87 (0.75〜1.0)	0.85 (0.74〜0.96)	＜4 mg/dL
FEUrea	0.80 (0.65〜0.96)	0.80 (0.637〜0.93)	＞55%

色の濃度が濃いほど，高値であることを示す。

AUROC とは Area Under the Receiver Operating Characteristic curve の略で，0〜1 の値をとり，1 に近いほど優れた検査であることを示す。

FEUA : fractional excretion of uric acid
FENa : fractional excretion of sodium
FEUrea : fractional excretion of urea

Fenske W, et al : Value of fractional uric acid excretion in differential diagnosis of hyponatremic patients on diuretics. J Clin Endocrinol Metab 93 (8) : 2991-2997, 2008. PMID 18477658 より一部改変

表 17-3　臨床所見（体内水分量）と尿中 Na 濃度による低ナトリウム血症の鑑別

	体内水分量少ない （脱水所見あり）	体内水分量 正常	体内水分量多い （浮腫あり）
Na 排泄亢進 （尿 Na≧ 40 mEq/L)	嘔吐 利尿薬 副腎不全 中枢性塩類喪失症 　候群[6] (CSWS)	SIADH	
Na 排泄抑制 （尿 Na≦ 20 mEq/L)	塩分摂取不足 下痢	Beer-potomania 多飲	心不全 肝硬変

Singh S, et al : Cerebral salt wasting : truths, fallacies, theories, and challenges. Crit Care Med 30(11) : 2575-2579, 2002. PMID 12441772 より一部改変

　尿中 Na 濃度が高い場合（≧40 mEq/L）には，SIADH，利尿薬，副腎不全などを考えます。

　尿中 Na 濃度が低い場合（尿 Na≦20 mEq/L），脱水所見があれば塩分摂取不足などを，浮腫があれば心不全や肝硬変を，尿浸透圧＜血清浸透圧ならば多飲などを考えます（表17-3）。嘔吐（胃液喪失）では代謝性アルカローシスが顕著となり，重炭酸イオンを尿排泄するために，尿中 Na 排泄が亢進しうることに注意が必要です。

尿中 Na 濃度だけでも鑑別は困難

　尿中 Na 排泄が促進しているかどうかは，尿中 Na 濃度だけで綺麗に二分できるものではありません（表 17-1）。

　また，副腎不全は尿中に Na 排泄が亢進することが低ナトリウム血症の機序と考えられていますが，実際には経口摂取が低下することも関与しており，やはり尿中 Na 濃度だけで鑑別を行うべきではありません。つまり，臨床所見と尿中 Na 濃度の両者を組み合わせて，鑑別を行う必要があります。

利尿薬投与中は FEUA を用いる

　利尿薬（特にサイアザイド）は，Na の尿中排泄を亢進させ，低ナトリウム血症をきたします。一般的には Na と尿酸は体内動態が似ています。すなわち，脱水であれば尿中への Na や尿酸の排泄（FENa や FEUA）が低下し，血清尿酸値は高値となります。一方，SIADH であれば Na や尿酸の排泄（FENa や FEUA）が亢進し，血清尿酸値は低値となります。しかし，利尿薬を使用した場合には，Na の排泄は亢進するにもかかわらず，尿酸の排泄は低下し，血清尿酸値は高値となります。このことを利用し，利尿薬による低ナトリウム血症と SIADH の鑑別には，FEUA を用いることが望ましいのです。尿中 Na 排泄が亢進していても，FEUA≦12％であれば，SIADH というより，利尿薬による塩分喪失が主因の低ナトリウム血症の可能性が高いといえます（表 17-2）。

　冒頭の Case は，尿中 Na 排泄が亢進（尿 Na＞40 mEq/L）していることから，塩分摂取不足は否定的で，FEUA は 8.8％と低いことから，SIADH ではなく利尿薬による低ナトリウム血症であると考えられました。

複雑な式は必要ない

　低ナトリウム血症において，より複雑なアルゴリズムも提唱されています。たとえば FENa＜0.5％かつ FEUrea＜55％であれば，生理食塩水に反応する可能性が高いという報

---

memo

中枢性塩類喪失症候群[9)]

　くも膜下出血や頭部外傷後に，カテコールアミンや脳性ナトリウム利尿ペプチド（BNP）の働きで，Na 排泄が促進する病態。細胞外液の補充を必要とすることから，SIADH とは厳密に区別すべきとされる。Na 補正後も FEUA は正常化しないことが，SIADH と異なる。

告があります[7]．さらに尿Cr/血清Cr比＜140ならば，FENa＜0.5％かつFEUrea＜55％の基準でよいが，尿Cr/血清Cr比＞140ならば，FENa＜0.15％でFEUrea＜45％の場合に，SIADHではなく塩分欠乏と診断する方法が最も優れると報告されています[8]．

　残念ながら，この基準は小規模な研究によって報告されているのみで，十分な追加試験がされていないために，信頼性は高くありません．また尿Cr/血清Crは連続的な値であり，2つに分けるのではなく，尿Cr/血清Cr×FENaで評価すれば，よりよい指標となるかもしれません．しかしこの数式を計算すると，尿Na/血清Na×100となり，実質的に尿Naを評価しているのと大差はありません．そのため筆者は，この煩雑な評価方法は使用していません．

まとめ

- 低ナトリウム血症の鑑別には，臨床所見と尿Naが最も重要！

- 尿Na≧40 mEq/LならSIADH，尿Na≦20 mEq/Lなら塩分摂取不足を疑う．

- 利尿薬使用時は尿Na≧20 mEq/Lであっても，FEUA≦12％ならば，利尿薬による低ナトリウム血症を疑う．

文献

1) Croal BL, et al：Absence of relation between hyponatraemia and hypothyroidism. Lancet 350（9088）：1402, 1997. PMID 9365479

2) Wolf P, et al：Hypothyroidism and hyponatremia；rather coincidence than causality. Thyroid 27（5）：611-615, 2017. PMID 28351291

3) Nigro N, et al：Evaluation of copeptin and commonly used laboratory parameters for the differential diagnosis of profound hyponatraemia in hospitalized patients："The Co-MED Study." Clin Endocrinol（Oxf）86（3）：456-462, 2017. PMID 27658031

4) Chung HM, et al：Clinical assessment of extracellular fluid volume in hyponatremia. Am J Med 83（5）：905-908, 1987. PMID 3674097

5) Fenske W, et al：Value of fractional uric acid excretion in differential diagnosis of hyponatremic patients on diuretics. J Clin Endocrinol Metab 93（8）：2991-2997, 2008. PMID 18477658

6) Singh S, et al：Cerebral salt wasting：truths, fallacies, theories, and challenges. Crit Care Med 30（11）：2575-2579, 2002. PMID 12441772

7) Musch W, et al：Combined fractional excretion of sodium and urea better predicts response to saline in hyponatremia than do usual clinical and biochemical parameters. Am J Med 99（4）：348-355, 1995. PMID 7573088

8) Musch W, et al：Low sodium excretion in SIADH patients with low diuresis. Nephron Physiol 96（1）：11-18, 2004. PMID 14752239

9) Toft U, et al：Estimating salt intake in a Caucasian population：can spot urine substitute 24-hour urine samples? Eur J Prev Cardiol 21（10）：1300-1307, 2014. PMID 23559538

column

スポット尿でNaやKの経口摂取量は予測できるか？

スポット尿で経口摂取量を予測する方法は，いくつか報告されています。
たとえばNa摂取量の予測は，

$$\frac{21.98 \times 尿Na}{尿Cr \times (-2.04 \times 年齢(y) + 14.89 \times 体重(kg) + 16.14 \times 身長(cm) - 2244.45)}$$

で示されます。

しかし，残念ながらこの予測式の信頼性は高いとはいいがたいです。Naで50 mEq（NaCl換算で3 g）の誤差は珍しいものではありません（図1）。丁寧な病歴のほうが，信頼性は高いかもしれません。同様なことがKについてもいえます。

健常者においては血液のホメオスタシスを守るため，尿所見はダイナミックに変化します。そのためスポット尿では変動が大きく，十分な評価ができないのです。一方，低ナトリウム血症ではNaを排泄しないように，つねに頑張る必要がある状況ですから，スポット尿でも評価ができるという違いがあります。

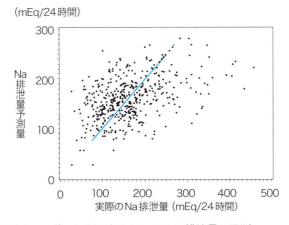

図1 スポット尿によるNaの1日排泄量の予測
Toft U, et al：Estimating salt intake in a Caucasian population：can spot urine substitute 24-hour urine samples? Eur J Prev Cardiol 21 (10)：1300-1307, 2014. PMID 23559538 より転載

1）Toft U, et al：Estimating salt intake in a Caucasian population：can spot urine substitute 24-hour urine samples? Eur J Prev Cardiol 21 (10)：1300-1307, 2014. PMID 23559538

18

低カリウム血症をみたら尿をみろ

Case

患　者：35歳，女性。
現病歴：年余にわたる倦怠感にて受診。経口摂取は良好で，偏食もない。K 2.1 mEq/L と，低カリウム血症を認めた。

Mg	2.8 mg/dL
血清浸透圧	298 mOsm/kg
尿 K	18 mEq/L
尿 Cr	98 mg/dL
尿浸透圧	869 mOsm/kg

Q 追加の検査で上記の結果が得られましたが，低カリウム血症の原因を推測できるでしょうか？

低カリウム血症の機序

　低カリウム血症の機序には，主にK摂取量低下，消化管へのK喪失，細胞内へのK移動，Kの尿中への喪失があります(表18-1)。

　経口摂取したKは，90％程度が腸管吸収されます[1]。日本人の場合，平均60 mEq/日前後のK摂取をしています(表18-2)。Kは塩分貯留や高血圧に対して保護的に作用することから，腎機能が正常であれば積極的な摂取が推奨されており，Naの代わりにKやMgを配合した食塩や健康食品も市販されています。なお，K制限食におけるKは1,500 mg(38 mEq/日)が目安ですが，健常者がK制限食を摂取しても低カリウム血症はきたさず，重度の食事摂取量低下や偏食がない限り，K摂取量低下による低カリウム血症は稀です。

Kは便中に大量に排泄されうる

　Naと比較すると，Kは尿中のみならず，便中からも排泄される量が多いために，低カリウム血症の鑑別として消化管からのK喪失が重要になります。便からのK排泄は

表 18-1　低カリウム血症の鑑別

Kの尿排泄亢進	Kの尿排泄低下
アルドステロン作用 ・原発性アルドステロン症 ・偽性アルドステロン症 ・Cushing 症候群 ・Bartter 症候群 ・Gitelman 症候群 嘔吐 利尿薬 多尿・Na 負荷 尿細管障害 低マグネシウム血症	K摂取量低下 消化管からのK喪失 細胞内へのK取り込み （インスリン, カテコールアミン, 周期性四肢麻痺）

表 18-2　K 摂取量 ［日本人の食事摂取基準（2015 年版）］

	男性	女性
K 摂取目安量	2,500 mg (64 mEq)/日	2,000 mg (51 mEq)/日
K 摂取目標値（成人）	3,000 mg (77 mEq)/日以上	2,600 mg (67 mEq)/日以上

厚生労働省：日本人の食事摂取基準（2015 年版）策定検討会報告書．2014.

9 mEq/日程度ですが，アルドステロン作用により 3 mEq/日ほど増えます。また，陽イオン交換樹脂を経口投与することで，40 mEq/日まで排泄量を増やすことができます[1]。

下痢になると，最大 256 mEq/日もの K を便中に喪失します[3]。そこで低カリウム血症の重要な鑑別に，下痢や下剤乱用があります。

K の細胞内への移動

細胞内の K^+ 濃度は 150 mEq/L と高く，体内に存在する K の 98％ほどが細胞内に存在するため，細胞内への K の移動も重要です。インスリンやカテコールアミンの作用により，K の細胞内への取り込みは促進されます。また，低カリウム性周期性四肢麻痺は，高炭水化物食，運動後の安静などを誘因に，細胞内への K 移動による低カリウム血症と脱力をきたします。

K の尿中排泄

低カリウム血症の鑑別の手順として，病歴に加え，尿中 K 排泄が亢進しているかを確認することは有用です（表 18-1）。アルドステロン作用が亢進していたり，利尿薬の使用，尿細管障害や低マグネシウム血症では，尿中 K 排泄が亢進することは理解しやすい

表 18-3　K の排泄量

	尿 K（mEq/日）
健常者	60〜144
K 摂取低下による低カリウム血症	7〜13
K 摂取低下＋デスオキシコルチコステロン 20 mg	11〜36

HUTH EJ, et al : Experimental potassium depletion in normal human subjects. II. Renal and hormonal factors in the development of extracellular alkalosis during depletion. J Clin Invest 38(7) : 1149-1165, 1959. PMID 13664790

でしょう。

　注意が必要なのは "嘔吐" で，この場合は経口摂取量が低下し，尿中 K が減少することもありますが，胃液喪失に加え，脱水により代謝性アルカローシスが起こると，細胞内から H^+ が出るかわりに細胞内に K^+ が移動し，さらに尿から重炭酸イオンを排泄するために，K 排泄が促進されます（胃液の K は 5〜10 mEq/L であり[4]，胃液喪失のみでは低カリウム血症は説明が困難です）。また，βラクタム薬（特にペニシリン）点滴による Na 塩の負荷は，尿中 K の排泄を増加させ，低カリウム血症をきたすことがあります[5]（一方，ペニシリン G カリウムは高カリウム血症を起こしえます）。

尿中 K＞20〜30 mEq/日ならば K 尿中排泄亢進

　尿からの K 排泄が亢進しているかどうかを確認することで，鑑別疾患を大きく 2 つに分類することができますが，K 排泄が亢進しているかは，どのように判断するのがよいのでしょうか？

　ボランティアに対して，K 摂取量を 1 mEq/日にまで制限して低カリウム血症を誘発した試験では，尿 K は 20 mEq/日未満となりました。しかし，脱水（hypovolemia）があり鉱質ステロイドが分泌されると，尿 K 排泄が亢進します（表 18-3）。

　他の試験を見てみても，尿 K 排泄亢進する疾患では，47 例全例が尿 K＞20 mEq/日となりました。また嘔吐による低カリウム血症の 3 例でも，尿 K＞20 mEq/日となりましたが，脱水が関与すると，推測される下痢や経口摂取低下の症例でも，45.5％が尿 K＞20 mEq/日でした[7]。

　嘔吐や脱水がある場合には，尿 K が 30 mEq/日でも排泄亢進が機序とは言い切れない[8]と考えたほうがよいでしょう。

尿 K/Cr 比＞0.2〜0.3 簡便な K 尿中排泄亢進の指標

　1 日尿中 K の測定は，簡便性に問題があります。そこで尿の K/Cr 比が簡便な方法として考えられました。カットオフ値は K（mEq/L）÷Cr（mg/dL）で表した場合，0.17 を推奨する報告[9]もありますが，実際の症例から検討された値からは，0.3 のほうが優れる[10]，ともされます。

18. 低カリウム血症をみたら尿をみろ　123

表 18-4　慢性低 K 血症における検査所見

	摂食障害 (n=21)	下剤乱用 (n=11)	利尿薬乱用 (n=12)	Gitelman 症候群 (n=33)	Bartter 症候群 (n=10)	遠位尿細管 アシドーシス (n=12)
血清 Na(mEq/L)	136±3.4	134±5.3	137±4.1	139±2.7	138±3.5	139±2.6
血清 K(mEq/L)	2.8±0.4	2.8±0.5	2.7±0.5	2.8±0.4	2.9±0.3	3.2±0.4
血清 Cl(mEq/L)	88±9.3	97±6.3	96±7.6	96±2.5	97±6.4	109±4.5
血清 Mg(mg/dL)	2.2±0.4	2.0±0.2	2.1±0.3	1.5±0.2	2.2±0.3	2.4±0.2
尿 Na(mEq/L)	135±82	16±12	74±39	106±48	67±46	55±19
尿 K(mEq/L)	56±29	15±8	24±14	51±27	28±14	23±12
尿 Cl(mEq/L)	27±14	56±35	81±42	118±62	64±53	53±21
FeNa(%)	0.74±0.57	0.09±0.09	1.5±1.2	0.79±0.31	0.87±0.47	0.90±0.40
FeCl(%)	0.24±0.17	0.34±0.25	2.5±2.2	1.22±0.44	1.18±0.80	1.06±0.57

色部分は，他の疾患よりも特徴的に低い値であることを示す。摂食障害の患者群のなかには，嘔吐を伴う症例が含まれていると推察される。

Wu KL, et al : Identification of the causes for chronic hypokalemia ; importance of urinary sodium and chloride excretion. Am J Med 130（7）: 846-855, 2017. PMID 28213045 より作成

　1 日の Cr 排泄量を 1 g と仮定すれば，スポット尿における Cr 補正は，尿蛋白量の推定にも有用でした（第 2 章）。その方法と同じ理論を適応し，筆者は尿 K は 20〜30 mEq/日，尿 K/Cr は 0.2〜0.3 をカットオフとして用いています。

　K 排泄分画（FEK）も，有用性が期待されています。尿からの K 排泄亢進の場合は FEK が 9.5〜24 となり，それ以外の低カリウム血症における FEK は 1.6〜6.4 と報告されており[11]，FEK＞8 であれば，尿からの K 排泄亢進と考えます。

　しかし，腎不全では尿中 K 排泄量は減っていくにもかかわらず，FEK は高値（末期腎不全では FEK＝31）となることが知られており[12]，必ずしも K の排泄量を反映しているわけではありません。信頼性を示す報告が乏しいことと，計算の煩雑さから，筆者はあまり用いていません。

利尿薬投与時の尿電解質は 2 号液相応

　尿中に K 排泄が亢進しているかどうかの判断に，尿 K 濃度や尿 Na/K 比の有用性は乏しいと考えられています[13]。

　しかし，利尿薬（ループ利尿薬やサイアザイド利尿薬）使用時の尿組成は，尿 Na が 74 mEq/L，尿 K が 24 mEq/L であり（表 18-4），脱水補給液（2 号液）の組成（Na 60〜84 mEq/L，K 20〜30 mEq/L）に似ていることは重要です。たとえば細胞外液（Na 140 mEq/L，K 4 mEq/L）が増加している心不全において，ループ利尿薬を使用した場合に，上記の組成の尿が排泄されるならば，高ナトリウム血症や低カリウム血症が出現することになります。そこで排泄された尿の半量を 5％ブドウ糖＋K（36 mEq/L）の組成で補うことで，電解質異常を最小限にすることができます（図 18-1）。

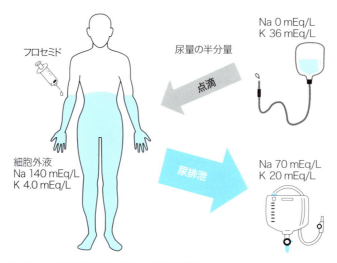

図 18-1　体液量過剰に対する利尿薬投与
尿量の半分量をブドウ糖＋K 36 mEq/L で補うと，身体からは細胞外液と同じ成分が失われる。

尿 Cl＜10 mEq/L ならば嘔吐を疑う

　嘔吐による代謝性アルカローシスがある場合には，尿中に HCO_3^- と共に Na^+ や K^+ が排泄されますが，Cl^- は排泄されません。そこで，嘔吐による低カリウム血症の場合は，尿 Cl＜10 mEq/L となるのが特徴です[15]。

TTKG＞5 ならば，K 尿中排泄亢進

　TTKG（transtubular potassium concentration gradient）は Halperin により 1986 年に提唱[16]された指標で，髄質集合管では K の分泌および再吸収は起こらないことと，皮質集合管終末部での尿浸透圧が血漿浸透圧とほぼ等しい〔ADH（バソプレシン）が正常に働いている〕と仮定した場合，TTKG で尿細管の K 分泌能を評価できます。尿浸透圧＞血漿浸透圧であることと，尿 Na＞25 mEq/L を確認する必要があります。TTKG は以下の式で計算されます。

$$TTKG = \frac{尿 K}{血清 K} \times \frac{血清浸透圧}{尿浸透圧}$$

　その後，提唱者の Halperin 本人により，内髄質集合管において大量の尿素の再吸収が存在することから，TTKG 算出の仮定が崩れたと報告されました[17]。
　しかし，TTKG は尿中 K 排泄に関して最も検討されている指標であり，低カリウム血症の評価における信頼性は失われたわけではありません（図 18-2）。TTKG＞5 ならば尿への K 排泄亢進，TTKG＜5 ならばそれ以外，と考えることができます。

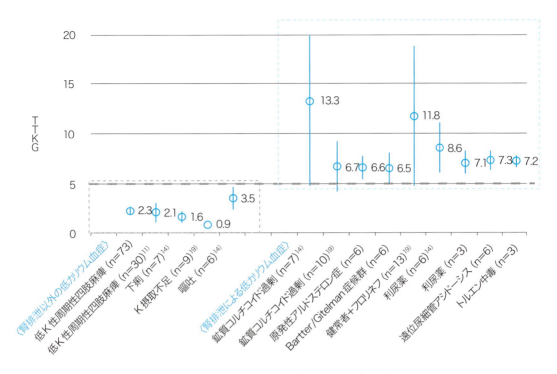

図 18-2　低カリウム血症患者における TTKG（平均値と 95％信頼区間）
嘔吐がある場合は尿からの K 排泄は亢進するが，経口摂取低下も伴っているため，ここでは経口摂取低下と考えてまとめた。TTKG 5 上のグレーの点線はカットオフ値である。

Lin SH, et al : Laboratory tests to determine the cause of hypokalemia and paralysis. Arch Intern Med 164 (14) : 1561-1566, 2004. PMID 15277290
Joo KW, et al : Transtubular potassium concentration gradient (TTKG) and urine ammonium in differential diagnosis of hypokalemia. J Nephrol 13 (2) : 120-125, 2000. PMID 10858974
Ethier JH, et al : The transtubular potassium concentration in patients with hypokalemia and hyperkalemia. Am J Kidney Dis 15 (4) : 309-315, 1990. PMID 2321642
Lin SH, et al : Hypokalaemia and paralysis. QJM 94 (3) : 133-139, 2001. PMID 11259688

　冒頭の Case は，尿 K/Cr 比は 0.18，TTKG は 2.9 であることから，尿への K 喪失は少ないことがわかり，最終的には「下剤乱用による低カリウム血症」と判断されました。血清 Mg が高いのは，浸透圧性下剤を使用していたためと推測されます。

まとめ

- 低カリウム血症において，尿の排泄が 20〜30 mEq/日以上（尿 K/Cr 比 >0.2〜0.3）あるいは TTKG>5 ならば，尿からの K 排泄が亢進している。

- 利尿薬使用時は，Na 70 mEq/L，K 20 mEq/L 程度を，尿から喪失しやすい。

- 尿 Cl<10 mEq/L ならば，胃液喪失を疑う。

文献

1) Agarwal R, et al : Pathophysiology of potassium absorption and secretion by the human intestine. Gastroenterology 107(2) : 548-571, 1994. PMID 8039632

2) 厚生労働省：日本人の食事摂取基準(2015 年版)策定検討会報告書．2014.

3) van Dinter TG Jr, et al : Stimulated active potassium secretion in a patient with colonic pseudo-obstruction ; a new mechanism of secretory diarrhea. Gastroenterology 129(4) : 1268-1273, 2005. PMID 16230079

4) Cheungpasitporn W, et al : Pathophysiology of vomiting-induced hypokalemia and diagnostic approach. Am J Emerg Med 30(2) : 384, 2012. PMID 22169581

5) Brunner FP, et al : Hypokalaemia, metabolic alkalosis, and hypernatraemia due to massive sodium penicillin therapy. Br Med J 4(5630) : 550-552, 1968. PMID 5722316

6) HUTH EJ, et al : Experimental potassium depletion in normal human subjects. II. Renal and hormonal factors in the development of extracellular alkalosis during depletion. J Clin Invest 38(7) : 1149-1165, 1959. PMID 13664790

7) Phakdeekitcharoen B, et al : Urine potassium per hour as a marker for renal potassium losses. J Med Assoc Thai 94(11) : 1337-1345, 2011. PMID 22256473

8) Koh E, et al : Clinical evaluation of hypokalemia in anorexia nervosa. Jpn J Med 28(6) : 692-696, 1989. PMID 2634141

9) Groeneveld JH, et al : An approach to the patient with severe hypokalaemia : the potassium quiz. QJM 98(4) : 305-316, 2005. PMID 15760922

10) Lin SH, et al : Laboratory tests to determine the cause of hypokalemia and paralysis. Arch Intern Med 164 (14) : 1561-1566, 2004. PMID 15277290

11) Elisaf M, et al : Fractional excretion of potassium in normal subjects and in patients with hypokalaemia. Postgrad Med J 71(834) : 211-212, 1995. PMID 7784279

12) Ueda Y, et al : Changes in urinary potassium excretion in patients with chronic kidney disease. Kidney Res Clin Pract 35(2) : 78-83, 2016. PMID 27366661

13) Joo KW, et al : Transtubular potassium concentration gradient (TTKG) and urine ammonium in differential diagnosis of hypokalemia. J Nephrol 13(2) : 120-125, 2000. PMID 10858974

14) Wu KL, et al : Identification of the causes for chronic hypokalemia ; importance of urinary sodium and chloride excretion. Am J Med 130(7) : 846-855, 2017. PMID 28213045

15) Richardson RM, et al : Hypokalemic metabolic alkalosis caused by surreptitious vomiting : report of four cases. Can Med Assoc J 129(2) : 142-146, 1983. PMID 6861055

16) West ML, et al : New clinical approach to evaluate disorders of potassium excretion. Miner Electrolyte Metab 12(4) : 234-238, 1986. PMID 3762510

17) Kamel KS, Halperin ML : Intrarenal urea recycling leads to a higher rate of renal excretion of potassium ; an hypothesis with clinical implications. Curr Opin Nephrol Hypertens 20(5) : 547-554, 2011. PMID 21788894

18) Ethier JH, et al : The transtubular potassium concentration in patients with hypokalemia and hyperkalemia. Am J Kidney Dis 15(4) : 309-315, 1990. PMID 2321642

19) Musso C, et al : Transtubular potassium concentration gradient : comparison between healthy old people and chronic renal failure patients. Int Urol Nephrol 38(2) : 387-390, 2006. PMID 16868716

20) Lin SH, et al : Hypokalaemia and paralysis. QJM 94(3) : 133-139, 2001. PMID 11259688

column

高カリウム血症における尿所見

　低カリウム血症の鑑別には尿所見はとても大切でした。それでは高カリウム血症ではどうでしょうか。

　尿からのカリウム排泄予備能は非常に高いことが知られています。たとえば400 mEq/日のカリウム摂取をしても，20日後には385±22 mEq/日のカリウムを尿に排泄し[1]，高カリウム血症には至りません。

　そこで高カリウム血症をきたした症例では，急速なカリウム補充（多くは医原性），溶血などによる偽性高カリウム血症や細胞内からのカリウム移動がない限り，尿からのカリウム排泄能が低下していると考えられます。

　そのため高カリウム血症においては低カリウム血症の時ほど尿カリウム値は重視されません。

1）Rabelink TJ, et al : Early and late adjustment to potassium loading in humans. Kidney Int 38（5）: 942–947, 1990. PMID 2266680

髄膜炎？
尿試験紙でしょ！

Case

患者：生来健康な28歳，女性。
現病歴：2日前からの発熱，頭痛で診療所を受診。
・7歳と5歳の子どもが発熱・咽頭痛・下痢があり，「夏風邪」と言われている。
・経口摂取は可能で，全身状態は良好である。
・身体所見上は項部硬直を軽度認める以外に，特記すべき所見はない。
・髄膜炎を疑ったが，子どもの世話があるため，本人は病院への紹介は希望されていない。

Q 当日に髄液検査の結果が得られない施設なのですが，髄膜炎かどうか，迅速に推定する方法はないでしょうか？

尿試験紙を髄液に使ってみよう！

　髄膜炎のように緊急性のある疾患を疑った場合，少しでも早く検査結果が知りたいものですが，髄液検査はどこでも迅速に結果が得られるとは限りません。そのような時に役立つのが，尿試験紙です。
　髄膜炎を疑う髄液所見，つまり白血球増多，蛋白高値，糖低値は，尿試験紙でもある程度判断できます（表19-1）。白血球エステラーゼ定性が陽性，蛋白が（2＋）以上は，髄液異常について感度も特異度も優れています。試験紙法での糖（－）は，髄液糖低値に対して感度は低いですが，特異度は高い所見です。ただし，血液混入時には白血球エステラーゼ偽陽性，蛋白偽陽性，糖偽陽性（偽正常化）を認めることがあります。

白血球エステラーゼは細菌性髄膜炎で陽性となりやすい

　白血球エステラーゼの（±）は，10〜25/HPFに相当する白血球数を示唆します（p57第9

表 19-1 尿試験紙法による髄液所見の予測

尿試験紙の結果	髄液所見	感度	特異度	LR＋	LR－
白血球エステラーゼ陽性	顆粒球＞10/mm³	85	90	8.2(3.5～19)	0.16(0.06～0.41)
	白血球＞10/mm³	97	95	18(9.2～23)	0.04(0.006～0.14)
蛋白≧1＋	蛋白＞30 mg/dL	95～98	46～57	1.8～2.3	0.03～0.11
蛋白≧2＋	蛋白＞100 mg/dL	93～96	87～88	7.4～7.5	0.05～0.08
糖（－）	糖＜50 mg/dL	14～46	98～100	23～∞	0.55～0.86
	糖＜40 mg/dL	29～61	97～100	17～∞	0.40～0.71

Chikkannaiah P, et al : Semi-quantitative analysis of cerebrospinal fluid chemistry and cellularity using urinary reagent strip : an aid to rapid diagnosis of meningitis. Neurol India 64(1) : 50-55, 2016. PMID 26754992
Joshi D, et al : Diagnostic accuracy of urinary reagent strip to determine cerebrospinal fluid chemistry and cellularity. J Neurosci Rural Pract 4(2) : 140-145, 2013. PMID 23914086 より作成

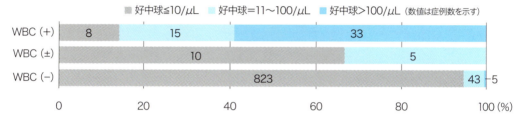

図 19-1 白血球エステラーゼと髄液好中球数の関係
DeLozier JS, et al : The leukocyte esterase test for detection of cerebrospinal fluid leukocytosis and bacterial meningitis. Ann Emerg Med 18(11) : 1191-1198, 1989. PMID 2683900 より作成

章）。そのため髄液の白血球エステラーゼ（±）は，髄液細胞増多を疑う異常所見として扱うべきです（図 19-1）。

一方，髄膜炎のなかでも細菌性髄膜炎では，髄液好中球数増多が目立つことから白血球エステラーゼが陽性となりやすく，細菌性髄膜炎を疑う場合のカットオフは（＋）とされることが多いです。たとえばある報告では，白血球エステラーゼが（＋）以上であったうち，59％（56例中33例）が細菌性髄膜炎でしたが，（±）では7％（15例中1例），（－）では1.1％（904例中10例）のみが，細菌性髄膜炎でした[3]。

試験紙法で髄膜炎の原因を推定する

白血球エステラーゼ，蛋白，糖の所見の組み合わせにより，細菌性髄膜炎，ウイルス性髄膜炎を鑑別することが可能であるという報告もあります（表 19-2，図 19-2）。ただし，この研究における診断根拠は文献を読む限り不明確で，また試験紙の種類によっても診断特性は異なることから，試験紙法だけで髄膜炎の原因が鑑別できるとは必ずしもいえませんが，迅速な検査という点において，非常に有望視されます。

また，試験紙法では，亜硝酸塩を用いる方法もあります。亜硝酸塩が陽性ならば，細菌性髄膜炎を強く疑います（図 19-3）。

表 19-2　試験紙法による髄膜炎の原因推定

	ウイルス性		細菌性
細胞数	±〜1+ (10〜75/μL)		3+ (≧500/μL)
蛋白		2+以上 (>50 mg/dL)	2+以上 (>50 mg/dL)
糖	±〜1+ (50〜100 mg/dL)	陰性 (<50 mg/dL)	

Parmar RC, et al：Rapid diagnosis of meningitis using reagent strips. Indian J Med Sci 58(2)：62-66, 2004. PMID 14993718 より作成

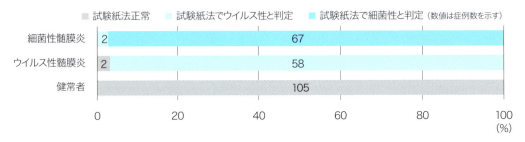

図 19-2　髄膜炎の原因と試験紙法による判定
Parmar RC, et al：Rapid diagnosis of meningitis using reagent strips. Indian J Med Sci 58(2)：62-66, 2004. PMID 14993718 より作成

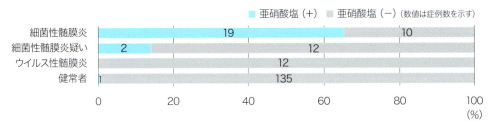

図 19-3　髄膜炎の診断における亜硝酸塩の意義
Maclennan C, et al：Rapid diagnosis of bacterial meningitis using nitrite patch testing. Trop Doct 34(4)：231-232, 2004. PMID 15510953 より作成

表 19-3　尿試験紙法による髄液中の血液(RBC≧5/HPF)の予測

	感度	特異度	LR+	LR−
潜血 陽性	97 (85〜100)	63 (52〜72)	2.6 (2.0〜3.4)	0.04 (0.01〜0.29)

Marshall RA, et al：Urine test strips to exclude cerebral spinal fluid blood. West J Emerg Med 12(1)：63-66, 2011. PMID 21691474 より作成

潜血陰性ならばくも膜下出血は否定的

　髄膜炎を疑った時以外に髄液検査を行う場面としては，くも膜下出血を否定したい場合があります．この時，髄液の潜血反応が陰性ならば，赤血球の存在（つまりはくも膜下出血）を否定することができます（**表 19-3**）．緊急性を特に要するくも膜下出血を迅速に除外できるメリットがありますが，腰椎穿刺という手技による赤血球混入（traumatic tap）

は高頻度で，赤血球混入を全く認めない"champagne tap"は，腰椎穿刺の31%のみであることに注意が必要です[7]。つまり，髄液の潜血が陽性だからといって，くも膜下出血とはいえません。

なお，髄液中のビリルビンも，くも膜下出血の診断に有用ではありますが，カットオフ値は359 nmol/L（0.02 mg/dL）と報告[8]されており，試験紙（検出限界0.5 mg/dL）での検出は困難です。

- 白血球エステラーゼ陽性，蛋白（2＋）以上，糖陰性，亜硝酸塩陽性のいずれかがあれば，髄膜炎の可能性が高い。

- 潜血が陰性ならば，くも膜下出血は否定的である。

文献

1) Chikkannaiah P, et al：Semi-quantitative analysis of cerebrospinal fluid chemistry and cellularity using urinary reagent strip：an aid to rapid diagnosis of meningitis. Neurol India 64（1）：50-55, 2016. PMID 26754992
2) Joshi D, et al：Diagnostic accuracy of urinary reagent strip to determine cerebrospinal fluid chemistry and cellularity. J Neurosci Rural Pract 4（2）：140-145, 2013. PMID 23914086
3) DeLozier JS, et al：The leukocyte esterase test for detection of cerebrospinal fluid leukocytosis and bacterial meningitis. Ann Emerg Med 18（11）：1191-1198, 1989. PMID 2683900
4) Parmar RC, et al：Rapid diagnosis of meningitis using reagent strips. Indian J Med Sci 58（2）：62-66, 2004. PMID 14993718
5) Maclennan C, et al：Rapid diagnosis of bacterial meningitis using nitrite patch testing. Trop Doct 34（4）：231-232, 2004. PMID 15510953
6) Marshall RA, et al：Urine test strips to exclude cerebral spinal fluid blood. West J Emerg Med 12（1）：63-66, 2011. PMID 21691474
7) Shah KH, et al：Incidence of traumatic lumbar puncture. Acad Emerg Med 10（2）：151-154, 2003. PMID 12574013
8) Chao CY, et al：Prospective validation of cerebrospinal fluid bilirubin in suspected subarachnoid haemorrhage. Ann Clin Biochem 44（Pt 2）：140-144, 2007. PMID 17362579

column

髄液検査を迅速に行うべき理由

言うまでもなく細菌性髄膜炎は重大な疾患です。そのため髄液検査の結果が検査室から報告される前に、尿試験紙で迅速に細菌性髄膜炎の可能性を推定できるメリットには計り知れないものがあります。

また細菌性髄膜炎の診断において髄液の好中球数増多と糖低下は重要視される所見ですが、これらは検体を放置することで値が変化します。たとえば髄液中の好中球は2時間常温放置するだけで半数程度にまで減少してしまうことが報告されています（図1）。そこで迅速に髄液検査を行うことができない場合には、尿試験紙で好中球数を推定しておくことで、髄液の好中球数増多を見過ごすリスクを回避できるかもしれません。

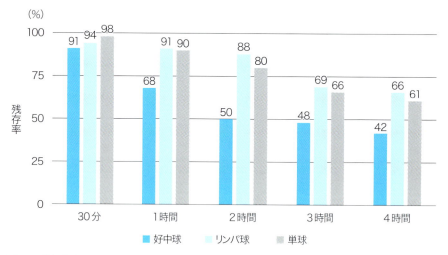

図1 常温保存による髄液白血球の減少
Steele RW, et al : Leukocyte survival in cerebrospinal fluid. J Clin Microbiol 23(5) : 965-966, 1986. PMID 3711287 より作成

髄液糖も時間が経過するに従い低下しますが、糖濃度は尿試験紙では正確な評価が困難です。そこで簡易血糖測定器を用いるのがよいと考えられます。簡易血糖測定器による細菌性髄膜炎の診断特性は非常に良好で、検査室における糖測定に遜色ないものであることが報告されています（表1）。

表1 簡易血糖測定器による細菌性髄膜炎の診断

	感度	特異度	LR＋	LR－
髄液／血液糖比＜0.44	94（71〜100）	91（85〜95）	10.4	0.06
髄液糖＜63 mg/dL	82（57〜96）	85（78〜90）	5.3	0.21

Rousseau G, et al : Rapid detection of bacterial meningitis using a point-of-care glucometer. Eur J Emerg Med 26(1) : 41-46, 2017. PMID 28799985 より作成

髄液検体を冷蔵保存することで細胞数や糖の変化を最低限にすることができますが、ベッドサイドで行う検査ではこれらの経時変化を気にすることなく迅速に判定できるメ

リットがあり，特に医療資源の限られた環境においては非常に有用であると思われます。

1) Steele RW, et al : Leukocyte survival in cerebrospinal fluid. J Clin Microbiol 23(5) : 965-966, 1986. PMID 3711287
2) Rousseau G, et al : Rapid detection of bacterial meningitis using a point-of-care glucometer. Eur J Emerg Med 26(1) : 41-46, 2017. PMID 28799985

20 涙にも鼻水にも尿試験紙を

Case

患　者：8歳，男児。
現病歴：体育で使うライン引きに用いるラインパウダーが眼に入ったため，来院した。すでに水道水では洗浄されているが，眼は充血している。

 Q 「洗浄が十分であるか」を調べる方法はあるでしょうか？

化学眼損傷に尿試験紙

　涙液を調べることは，いくつかの状況で役立ちます。その1つに，薬剤による眼損傷があります。通常の涙液のpHは7.6ですが，酸やアルカリによる眼損傷であれば，涙液のpHが変化します。化学物質を十分に洗い流せたかを確認するために，涙液のpHを繰り返し検査することが大切です。なお，洗浄直後は中性に傾くため，完全に洗浄されたことを確認するためには，少し時間を空けて検査することが望ましいです[1]。

　アルカリ性の眼損傷の原因として，消石灰（水酸化カルシウム）が知られています。消石灰はラインパウダーとして使われていましたが，近年ではより安全性の高い，炭酸カルシウムなどの製品に置き換わっています。本Caseにおけるラインパウダーの成分は確認できませんでしたが，涙液のpHは7.5と正常であり，異物残存や角膜損傷も認めないことを確認し，帰宅となりました。

　なお，涙液を試験紙で検査するには，調べたい項目が端になるように，試験紙法を切ってから，その断端を眼球結膜に当てるようにして検査を行うのが簡便です[2]。あるいは，下結膜円蓋側方にガラス棒を当てて涙液を採取するのもよいでしょう[3]。

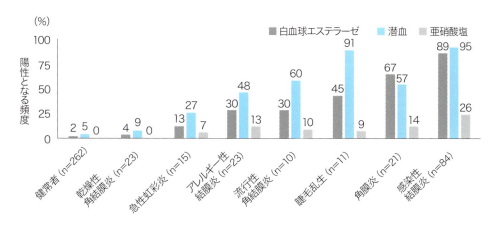

図20-1 疾患による涙液所見の違い

Norn M : Tear stix tests for leucocyte-esterase, nitrite, haemoglobin, and albumin in normals and in a clinical series. Acta Ophthalmol 67 (2) : 192-198, 1989. PMID 2658463 より作成

結膜炎にも尿試験紙

　涙液の白血球エステラーゼ，潜血，亜硝酸塩が陽性であれば，結膜炎を疑うことができます（図20-1）。また充血がなくても，眼が痛むような場合に，白血球エステラーゼや潜血が陽性ならば睫毛乱生を示唆します。しかし，角結膜の炎症や損傷が存在さえすれば，これらは陽性化するため，結膜炎の原因を推定することは困難で，重症度を反映する客観的な一指標に過ぎない，と理解したほうがよいでしょう。

涙液で血糖の推測が可能

　血糖を測定するのが困難な環境下では，涙液検査で血糖を推測することが有用となる可能性があります。尿試験紙は，糖が30～50 mg/dLで(±)になります。涙液糖が30～50 mg/dLの場合，血糖は200～300 mg/dL台であることが予測されます（図20-2）。つまり，尿試験紙法で涙液糖が陽性ならば，糖尿病の可能性が高いといえます。また，涙液糖が試験紙法で(1+)の場合は，100 mg/dL以上の涙液糖濃度と予測され，血糖は400 mg/dL以上の可能性が高くなります。

髄液鼻漏の診断に鼻汁糖の有用性は乏しい

　一般的には，鼻汁の糖濃度は低いですが，頭部外傷などにより髄液鼻漏が生じると，脳脊髄液に含まれている糖により鼻汁の糖濃度は高くなります。

　しかし，頭部外傷歴のない救急外来患者の涙液と鼻汁を検査してみると，涙液よりも鼻

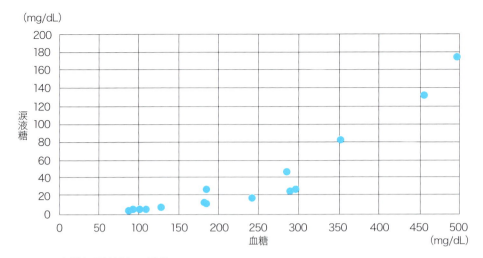

図20-2 血糖と涙液糖との関係

Das BN, et al : Tear glucose estimation--an alternative to blood glucose estimation. J Indian Med Assoc 93(4) : 127-128, 1995. PMID 8699035
Chatterjee PR, et al : Estimation of tear glucose level and its role as a prompt indicator of blood sugar level. J Indian Med Assoc 101(8) : 481-483, 2003. PMID 15071801 より作成

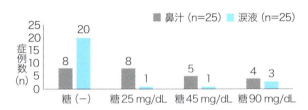

図20-3 鼻汁と涙液の糖濃度の違い

Steedman DJ, et al : CSF rhinorrhoeae ; significance of the glucose oxidase strip test. Injury 18(5) : 327-328, 1987. PMID 3508877 より作成

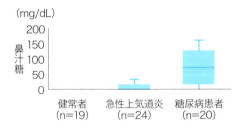

図20-4 鼻汁糖の値

Philips BJ, et al : Factors determining the appearance of glucose in upper and lower respiratory tract secretions. Intensive Care Med 29 (12) : 2204-2210, 2003. PMID 14647890 より作成

汁のほうが糖濃度は高いことが報告されています(図20-3)。特に糖尿病患者では，非常に高い鼻汁糖値になりえます(図20-4)。また，急性上気道炎では，鼻腔上皮細胞の障害により糖再吸収が障害されるために，鼻汁糖が高くなります。さらに，血液が混入した場合も，鼻汁糖は高くなります。

そこで，鼻汁の糖を検出した場合に，❶急性上気道炎症状がない，❷血性鼻汁ではな

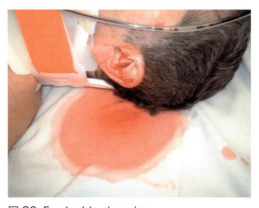

図 20-5　double ring sign
Catherine A. Marco : Clinical pearls ; cerebrospinal fluid double ring sign. Acad Emerg Med 11(1) : 75, 2004, fig 1, John Wiley and Sons
PMID 14709432 より転載許可を得て掲載．

い，❸血糖≦108 mg/dL の 3 項目を満たした場合に初めて，髄液鼻漏と判断することができます[9]。しかし，そもそも髄液鼻漏を疑う状況で最も多いのは，頭蓋底骨折を伴う外傷患者であり，血性鼻汁の存在下で判定困難な鼻汁糖の有用性は，乏しいと言わざるをえません。

髄液鼻漏には double ring sign

それでは，どのようにして髄液鼻漏を診断すればよいのでしょうか？
この場合，血性鼻汁をコーヒーフィルターや紙タオル，シーツなどに垂らすと，二重丸のようになれば「髄液鼻漏」と診断する double ring sign（図 20-5）が有用です。血液に脳脊髄液が 30～90％混ざった液体であれば，double ring sign が出現します[11]。脳脊髄液以外に，生理食塩水，水道水，鼻汁，唾液が血液と混ざった場合にも，同様の所見が得られることに注意が必要です。

副鼻腔炎の診断にも試験紙法？

健康な人の鼻腔の pH は 5.5～6.5 ですが，鼻炎があると pH 7.2～8.3 になります[12]。副鼻腔炎でも鼻汁の pH は高くなり，鼻汁の pH≧8.0，蛋白≧(2＋)，白血球エステラーゼ≧(1＋)，亜硝酸塩≧(2＋)は，単純 X 線写真や CT で診断された副鼻腔炎の存在を，強く示唆します（図 20-6）。また，症例数は少ないですが，抗菌薬治療を開始すると，細菌の存在を示唆する亜硝酸塩が先に陰性化することも示唆されます。このことは，抗菌薬治療を開始後に検体をグラム染色すると，白血球は検出されても，細菌が先に消失していることと合致します。

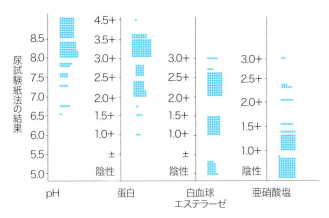

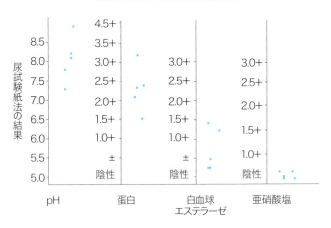

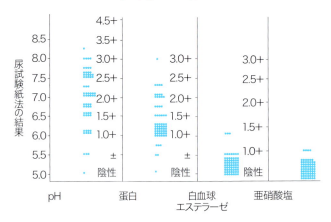

図20-6　副鼻腔炎の診断における試験紙法の有用性

Huang S-W, et al : Rapid diagnosis of bacterial sinusitis in patients using a simple test of nasal secretions. Allergy asthma Proc 29(6) : 640-643, 2008. PMID 19173792 より作成

まとめ

- 尿試験紙は，酸・アルカリによる化学眼損傷の診断や治療評価の参考になる。
- 涙液中の白血球エステラーゼや潜血反応は角結膜の炎症や損傷を示唆する。
- 涙液糖が陽性ならば，高血糖が存在する可能性が高い。
- 髄液鼻漏の診断には，鼻汁の糖よりも double ring sing が有用である。
- 鼻汁の白血球エステラーゼ定性・蛋白・亜硝酸塩の強陽性とアルカリ性鼻汁は，副鼻腔炎を示唆する。

文献

1) Connor AJ, et al：Use of a control test to aid pH assessment of chemical eye injuries. Emerg Med J 26(11)：811-812, 2009. PMID 19850809
2) Subash M, et al：Rapid, accurate and easy pH assessment in ocular chemical injury. J Emerg Med 41(3)：301, 2011. PMID 19959320
3) Norn M：Sampling methods for tear stix tests. Acta Ophthalmol 70(6)：754-757, 1992. PMID 1488883
4) Norn M：Tear stix tests for leucocyte-esterase, nitrite, haemoglobin, and albumin in normals and in a clinical series. Acta Ophthalmol 67(2)：192-198, 1989. PMID 2658463
5) Das BN, et al：Tear glucose estimation--an alternative to blood glucose estimation. J Indian Med Assoc 93(4)：127-128, 1995. PMID 8699035
6) Chatterjee PR, et al：Estimation of tear glucose level and its role as a prompt indicator of blood sugar level. J Indian Med Assoc 101(8)：481-483, 2003. PMID 15071801
7) Steedman DJ, et al：CSF rhinorrhoeae；significance of the glucose oxidase strip test. Injury 18(5)：327-328, 1987. PMID 3508877
8) Philips BJ, et al：Factors determining the appearance of glucose in upper and lower respiratory tract secretions. Intensive Care Med 29(12)：2204-2210, 2003. PMID 14647890
9) Baker EH, et al：New insights into the glucose oxidase stick test for cerebrospinal fluid rhinorrhoea. Emerg Med J 22(8)：556-557, 2005. PMID 16046755
10) Catherine A. Marco：Clinical pearls；cerebrospinal fluid double ring sign. Acad Emerg Med 11(1)：75, 2004. PMID 14709432
11) Dula DJ, et al：The 'ring sign'：is it a reliable indicator for cerebral spinal fluid? Ann Emerg Med 22(4)：718-720, 1993. PMID 8457102
12) England RJ, et al：Nasal pH measurement：a reliable and repeatable parameter. Clin Otolaryngol Allied Sci 24(1)：67-68, 1999. PMID 10196653
13) Huang SW, et al：Rapid diagnosis of bacterial sinusitis in patients using a simple test of nasal secretions. Allergy Asthma Proc 29(6)：640-643, 2008. PMID 19173792

21

喀痰に尿試験紙?!

Case

患　者：51歳，男性。
現病歴：3日前からの発熱，咳嗽。
図21-1のような色調の痰が採取された。

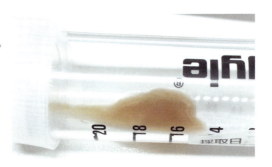

図21-1　鉄錆色痰

Q 喀痰が良質であるかを迅速に確認できる客観的な方法はあるでしょうか？　また，喀痰の色から起因菌は推定できるでしょうか？

"良質な喀痰"を見た目で判断する

　肉眼的に膿性痰（着色痰）であれば，喀痰定量培養が陽性となる検体を，比較的感度高く検出することができます（表21-1）。しかし，白色痰でも"良質な喀痰"のこともあるため，筆者は原則として，全例グラム染色で確認するようにしています。特に抗酸菌が陽性となるかどうかの予測は，肉眼的な観察では予測が難しいため[3]，抗酸菌感染を疑う場合には，白色痰でも細菌学的検査に提出する意義は高いと考えます。
　一方，ウイルス感染でも膿性痰は出現するため，膿性痰を認めたとしても，細菌感染に特異的な所見ではありません。膿性痰の判断にはカラーチャートを用いるほうが信頼性は高いことが報告されており[4]，可能ならば自己申告を信じるよりは，カラーチャートを用いるほうがよいでしょう。

表21-1　肉眼的膿性痰による喀痰定量培養陽性の予測

	感度	特異度	LR+	LR−
膿性痰	79～94	46～60	1.5～2.4	0.1～0.5

Altiner A, et al : Sputum colour for diagnosis of a bacterial infection in patients with acute cough. Scand J Prim Health Care 27（2）: 70-73, 2009. PMID 19242860
Stockley RA, et al : Relationship of sputum color to nature and outpatient management of acute exacerbations of COPD. Chest 117（6）: 1638-1645, 2000. PMID 10858396 より作成

表21-2　白血球エステラーゼによる"良質な喀痰"の予測

	感度	特異度	LR+	LR−
白血球エステラーゼ	77 (70～83)	59 (39～76)	1.9 (1.2～2.9)	0.4 (0.3～0.5)

Hughes C, et al : Selection of sputum specimens for microbiological examination. Br J Biomed Sci 53（4）: 254-256, 1996. PMID 906910 より作成

表21-3　試験紙法による"良質な喀痰"の予測

	感度	特異度	LR+	LR−
比重＞1.010	86.8	75.9	3.6	0.2
蛋白≧＋1	90.6	41.4	1.5	0.2
糖≧＋1	71.7	3.4	0.7	8.3
白血球≧＋2	56.6	17.2	0.7	2.5

Gal-Oz A, et al : Correlation between rapid strip test and the quality of sputum. Chest 126（5）: 1667-1671, 2004. PMID 15539741 より計算，作成

"良質な喀痰"を試験紙で判断する

　より客観的に判断するために試験紙法を用いるとすれば，まず白血球エステラーゼを用いる方法が考えつきます。しかし，白血球エステラーゼを用いてグラム染色での良質な喀痰（白血球＞25/LPF，扁平上皮細胞≦25/HPF）の予測を行うと，特異度が低く，あまり有用な情報とはなりません（表21-2）。これは"良質な喀痰"という定義が「多核白血球が多い」だけではなく，「扁平上皮細胞が少ない」ことも要件としているためです。

　実は，良質な喀痰（多核白血球＞25/LPFかつ扁平上皮細胞＜10/HPF）を不良な喀痰（多核白血球＜25/LPFかつ扁平上皮細胞＞10/HPF）と試験紙で鑑別するためには，比重を用いるのが最も優れます（表21-3）。喀痰の比重が1.010より高い場合には，"良性の喀痰"と判断し，細菌学的検査を進めます。この研究では詳細は記載されていませんが，喀痰を検査するために0.5 mL程度の喀痰を，1 mLの生理食塩水で希釈してから検査を行っています。

　筆者の施設ではグラム染色がすぐにできる環境のため，あえて喀痰の質を試験紙で確認することはしていませんが，グラム染色を行うのに敷居が高い施設であれば，肉眼的所見に加え，比重や白血球エステラーゼを参考に，グラム染色を行うべき症例を絞ることに意義があるかもしれません。

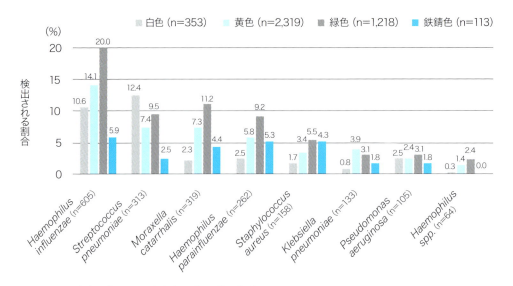

図 21-2 喀痰の色調と同定される起因菌の頻度
Miravitlles M, et al : Sputum colour and bacteria in chronic bronchitis exacerbations : a pooled analysis. Eur Respir J 39 (6) : 1354-1360, 2012. PMID 22034649 より作成

喀痰の色調で起因菌はわかるか？

余談ながら，痰の色と起因菌の関連についてもご紹介しておきます。

図 21-2 に，慢性気管支炎患者から採取した"良質な喀痰(扁平上皮＜10/LPF かつ多核白血球＞25/LPF)"の培養結果を示します。白色痰であっても肺炎球菌やインフルエンザ桿菌が検出されており，肉眼所見だけで"良質な喀痰"であることを除外することが難しいことが示されています。

緑色痰を認めた場合には，他の色の場合よりも緑膿菌(*Pseudomonas aeruginosa*)を検出することが多いですが，信頼性が高い所見とはいえません。これは，好中球に含まれるミエロペルオキシダーゼ(ヘム色素をもつ)は緑色を呈することが知られており，好中球が高濃度で存在すれば，起因菌の存在にかかわらず緑色痰となりうるためです[8]。

鉄錆色痰(図 21-1)を呈した冒頭の Case は，肺炎球菌性肺炎でした。組織侵襲性の強い肺炎球菌では，古い肺胞内出血を反映した鉄錆色痰が特徴ともされます。しかし残念ながら，図 21-1 からは肺炎球菌と鉄錆色痰との関連性を確認することはできません。

このように，喀痰の色調で起因菌を同定することは困難ではありますが，オレンジ色痰からレジオネラ肺炎を推定できるなど[9]，興味深い報告も多数あり，喀痰の色調観察の有用性を否定するものではありません。

"喀血"検体の pH が低ければ吐血を疑う

喀血か吐血かは，臨床所見で判断がつくことが多いです(表 21-4)。たとえば，食物残

21．喀痰に尿試験紙?!

表 21-4 喀血と吐血の違い

	喀血	吐血
随伴症状	呼吸困難・咳	悪心・嘔吐
基礎疾患	肺疾患	胃・肝疾患
肉眼的所見	泡沫状ピンク～鮮赤色	褐色～黒色
pH	アルカリ性	酸性
内容物	マクロファージや好中球	食物残渣

Fischer H, et al：Mechanisms of acid and base secretion by the airway epithelium. J Membr Biol 211(3)：139-150, 2006. PMID 17091214 より改変

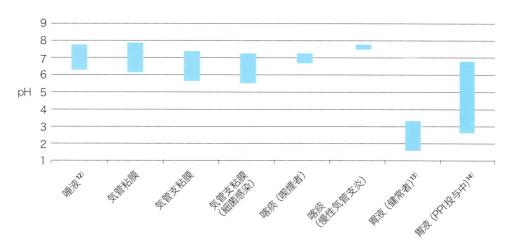

図 21-3　気道分泌物と胃液の pH

Belardinelli PA, et al：Effect of two mouthwashes on salivary ph. Acta Odontol Latinoam 27(2)：66-71, 2014. PMID 25523957
Muñoz-Navas M, et al：Continuous intragastric pH monitoring in the evaluation of ebrotidine, cimetidine and placebo on gastric acidity in healthy volunteers. Arzneimittelforschung 47(4A)：539-544, 1997. PMID 9205761
Hayato S, et al：Dose-response relationships of rabeprazole 5, 10, 20, and 40mg once daily on suppression of gastric acid secretion through the night in healthy Japanese individuals with different CYP2C19 genotypes. Eur J Clin Pharmacol 68(5)：579-588, 2012. PMID 22108775
Bidwell JL, et al：Hemoptysis：diagnosis and management. Am Fam Physician 72(7)：1253-1260, 2005. PMID 16225028 より作成

渣が含まれていれば吐血を，呼吸状態が悪ければ喀血を疑います．しかし，病歴が十分に確認できない小児や高齢者が，手のひらに収まる程度の少量の血液を排出した場合には，喀血か吐血かの判断に迷うことがあります．そのような場合には，検体の pH を確認する方法が有用と期待されます．気道分泌物はほぼ中性です．一方，胃液は強酸性であり，プロトンポンプ阻害薬(PPI)を服用すれば pH は高くなりますが，それでも弱酸性です(図21-3)．検体が酸性であれば胃液を含んでいることになり，吐血であることを示唆します．

潜血陽性なら肺がんを考える？

肺がんのスクリーニングに潜血反応を用いる方法も知られています．喀痰細胞診と比較

して，感度86％・特異度87％とされていますが[15]，そもそも肺がんスクリーニングに対して，喀痰細胞診の有用性が確立しておらず，また適切な潜血の検査方法もわかっていないことから，臨床的に用いるには時期尚早と考えます。

- 肉眼的な膿性痰，白血球エステラーゼ陽性，高比重は，良質な喀痰であることを示唆する。

- 喀痰の色調のみで起因菌を同定することは難しい。

- 喀血と吐血の鑑別にpH測定が役立つ。

文献

1) Altiner A, et al : Sputum colour for diagnosis of a bacterial infection in patients with acute cough. Scand J Prim Health Care 27(2) : 70-73, 2009. PMID 19242860

2) Stockley RA, et al : Relationship of sputum color to nature and outpatient management of acute exacerbations of COPD. Chest 117(6) : 1638-1645, 2000. PMID 10858396

3) Ho J, et al : The role of macroscopic sputum quality assessments to optimise sputum testing for tuberculosis. Int J Tuberc Lung Dis 20(3) : 319-322, 2016. PMID 27046711

4) Daniels JM, et al : Sputum colour reported by patients is not a reliable marker of the presence of bacteria in acute exacerbations of chronic obstructive pulmonary disease. Clin Microbiol Infect 16(6) : 583-588, 2010. PMID 19681947

5) Hughes C, et al : Selection of sputum specimens for microbiological examination. Br J Biomed Sci 53(4) : 254-256, 1996. PMID 9069101

6) Gal-Oz A, et al : Correlation between rapid strip test and the quality of sputum. Chest 126(5) : 1667-1671, 2004. PMID 15539741

7) Miravitlles M, et al : Sputum colour and bacteria in chronic bronchitis exacerbations : a pooled analysis. Eur Respir J 39(6) : 1354-1360, 2012. PMID 22034649

8) Chalmers JD, et al : Sputum colour in non-CF bronchiectasis ; the original neutrophil biomarker. Respirology 19(2) : 153-154, 2014. PMID 24372869

9) Kinjo T, et al : Orange sputum in a patient with Legionella pneumophila pneumonia. Intern Med 53(17) : 2029-2030, 2014. PMID 25175147

10) Fischer H, et al : Mechanisms of acid and base secretion by the airway epithelium. J Membr Biol 211(3) : 139-150, 2006. PMID 17091214

11) Belardinelli PA, et al : Effect of two mouthwashes on salivary ph. Acta Odontol Latinoam 27(2) : 66-71, 2014. PMID 25523957

12) Muñoz-Navas M, et al : Continuous intragastric pH monitoring in the evaluation of ebrotidine, cimetidine and placebo on gastric acidity in healthy volunteers. Arzneimittelforschung 47(4A) : 539-544, 1997. PMID 9205761

13) Hayato S, et al : Dose-response relationships of rabeprazole 5, 10, 20, and 40 mg once daily on suppression of gastric acid secretion through the night in healthy Japanese individuals with different CYP2C19 genotypes. Eur J Clin Pharmacol 68(5) : 579-588, 2012. PMID 22108775

14) Bidwell JL, et al : Hemoptysis : diagnosis and management. Am Fam Physician 72(7) : 1253-1260, 2005. PMID 16225028

15) Qin DX, et al : Sputum occult blood screening for lung cancer ; stage Ⅱ screening of 14,431 subjects. Cancer 67(7) : 1960-1963, 1991. PMID 2004311

経管栄養するなら尿試験紙を！

Case

患　者：73歳，男性。
現病歴：脳梗塞による症候性てんかんの既往がある73歳男性が，てんかん重積状態で人工呼吸管理・ICU入室となった。抗てんかん薬静注にて発作は頓挫したが，意識障害は遷延しており，今後の投薬のため経鼻胃管を挿入した。心窩部で気泡音を確認したが，単純X線写真では気管内に留置されていることが判明した。

Q 単純X線写真を撮像する前に，経鼻胃管が適切に留置されたか，確認する方法はないでしょうか？

経鼻胃管の位置確認

　経鼻胃管を挿入した場合，先端の位置確認において，聴診法の信頼性は高くはありません。そのため単純X線写真を撮像し確認するほか，近年ではポータブル超音波検査の有用性が報告されています。しかし，医療資源が限られている状況や，迅速性の観点から，試験紙法が役立つこともあります。
　経鼻胃管の先端が胃内の場合，吸引物のpHは低いですが，気道内に迷入している場合はpHが高いことが特徴です(表22-1)。また，十二指腸内に留置された場合はBilの値が高くなります。
　より詳細に検討すると，pHが4.0以下であれば胃内に留置されている可能性が非常に高いといえますが(表22-2)，尿試験紙はpHが5〜9までしか測定できません。pH 5.5をカットオフとすると，特異度は90％を下回ってしまいます。そこで，pHが5.0の場合は，胃内に留置されていると判定するのがよいと思われます。一方，pHが高くても経鼻胃管の先端が胃内にあることを否定することはできません。特に制酸薬を使用している場合に，その傾向があります。そのため，特にpHが高い場合には，ビリルビン(Bil)の有無で経鼻胃管の留置部位を鑑別することになります。この場合のBilは，5 mg/dLがカットオフ値として用いられていますが，尿試験紙ではBilが2〜6 mg/dLでBil(3＋)に相当

表 22-1　吸引物の性状による経鼻胃管チューブの先端位置の同定

	pH 低い	pH 高い
Bil 低い	胃 pH 3.48 [0.87~8.97] Bil 0.10 [0~30.6] mg/dL	気道 pH 7.75 [5.99~9.07] Bil 0.00 [0~2.0] mg/dL
Bil 高い		十二指腸 pH 7.48 [1.70~8.79] Bil 8.50 [0~105.0] mg/dL

胃(N=209)，小腸(N=228)，気道(N=150)より吸引された検体について中央値［範囲］で示す。

Metheny NA, et al : pH and concentration of bilirubin in feeding tube aspirates as predictors of tube placement. Nurs Res 48(4) : 189-197, 1999. PMID 10414681 より作成

表 22-2　経鼻胃管吸引物による胃内留置の診断(十二指腸内への留置との比較)

pH	制酸薬使用	感度	特異度	LR＋	LR－
pH≦4.0		63(59~67)	95(93~97)	13(8.9~18)	0.38(0.22~0.64)
	なし	75(70~80)	94(91~97)	14(8.3~22)	0.26(0.20~0.35)
	あり	55(50~61)	95(92~97)	11(6.8~19)	0.44(0.29~0.67)
pH≦5.5		89(82~94)	87(81~93)	7.1(4.5~11)	0.12(0.07~0.21)
	なし	87(77~94)	88(78~94)	7.3(3.9~14)	0.14(0.08~0.28)
	あり	91(81~97)	87(74~94)	6.8(3.4~14)	0.10(0.04~0.24)
pH≦5.9~6.0		53(50~56)	82(80~95)	3.5(1.6~7.8)	0.39(0.19~0.83)
pH≦6.5		67(56~77)	89(80~95)	6.1(3.2~12)	0.37(0.27~0.51)
	なし	73(45~92)	87(60~98)	5.5(1.5~21)	0.31(0.13~0.73)
	あり	66(53~77)	90(80~96)	6.3(3.1~13)	0.38(0.27~0.54)
pH≦7.0		73(62~82)	63(52~74)	2.0(1.5~2.7)	0.42(0.29~0.63)
	なし	73(45~92)	47(21~73)	1.4(0.78~2.4)	0.57(0.21~1.6)
	あり	73(61~83)	67(55~78)	2.2(4.2~40)	0.40(0.26~0.61)
pH≦7.9		100(93~100)	9(3~21)	1.1(1.0~1.2)	0.10(0.01~1.8)

網掛けは注目すべき所見で，色網掛けは色の濃度が濃いほど高値。グレーの網掛けは色の濃度が濃いほど低値。

Fernandez RS, et al : Accuracy of biochemical markers for predicting nasogastric tube placement in adults--a systematic review of diagnostic studies. Int J Nurs Stud 47(8) : 1037-1046, 2010. PMID 20399427 より作成

することから，Bil（3＋）で陽性と判断するとよいでしょう。

このように，吸引物の pH と Bil を確認することで，経鼻胃管がどこに留置されているかを推測することができます。特に pH が低ければ胃内，Bil が高ければ消化管内であると強く疑うことができます(図22-1)。しかし，消化管運動が停滞すると，消化管内容物の逆流により胃内吸引物も Bil 濃度が高くなることが報告されており[4]，pH と Bil が高くても，十二指腸内に留置されているとは限りません。

Case つづき

経鼻胃管チューブが適切に留置されていることを確認し，経管栄養を開始しましたが，すぐに肺炎を起こしました。経管栄養が逆流しているかどうかを確認する方法はあるでしょうか？

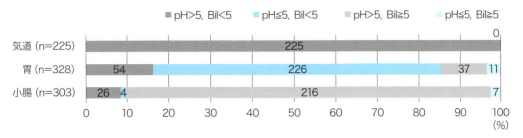

図 22-1 経鼻胃管の位置による吸引物の性状の違い
試験紙法では pH が 5.0 ならば胃内，Bil(3+)ならば小腸内の可能性が高い。数値は検体数を示す。
Metheny NA, et al : Development of a reliable and valid bedside test for bilirubin and its utility for improving prediction of feeding tube location. Nurs Res 49(6) : 302-309, 2000. PMID 11093694 より作成

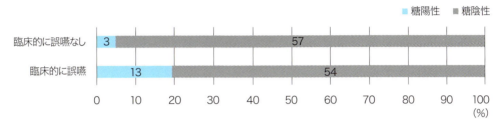

図 22-2 非血性気管内吸引物の糖と誤嚥の関係
数値は検体数を示す。
Potts RG, et al : Comparison of blue dye visualization and glucose oxidase test strip methods for detecting pulmonary aspiration of enteral feedings in intubated adults. Chest 103(1) : 117-121, 1993. PMID 8417863 より作成

経管栄養が逆流しているか？

　経鼻胃管からの経管栄養が逆流し誤嚥することは重大な問題です。経管栄養製剤は 99〜364 mg/dL のブドウ糖を含むため，誤嚥している場合には，気管吸引物の糖が高濃度となることが予測されます[5]。

　経管栄養を投与していなくても気管吸引物の糖が陽性（>20 mg/dL）となるのは，117 検体中 21 例で，それらの多く（19 例）は血性吸引物でした[5]。吸引物に血液が混入すると糖が偽陽性となりうるため，非血性の吸引物のみで解析すると，糖が陽性であることと，臨床的な誤嚥との関連性が示唆されています（図 22-2）。

　臨床的に誤嚥が疑われても気管吸引物の糖が陽性となるのは一部の症例だけであり，誤嚥を予測するには感度が低すぎます。そこで，1〜5 回の検体のうち，1 回でも試験紙法で糖が陽性となれば，肺炎を起こす可能性が高いとした場合の診断特性も調べられています（図 22-3）。その結果，一度も糖が陽性とならなければ肺炎は少なく，非血性吸引物で糖が一度でも陽性となった場合は肺炎を高頻度で起こすことが示されました。

　また，血糖が高いと，経管栄養が逆流していなくても気管吸引物から糖が検出される可能性があります[7, 8]。つまり，経管栄養誤嚥の診断において吸引物糖の特異性を高めるためには，非血性であることと高血糖がないことの 2 点が必要で，感度を高めるためには，複数回検査しなければならないという制限があります。

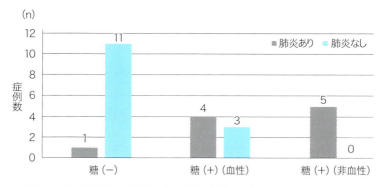

図 22-3　気管吸引物の性状と臨床的な肺炎の有無

Kingston GW, et al : Increased incidence of nosocomial pneumonia in mechanically ventilated patients with subclinical aspiration. Am J Surg 161(5) : 589-592, 1991. PMID 1903241 より作成

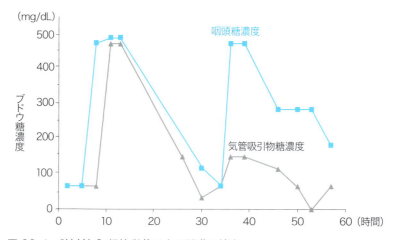

図 22-4　"糖付加"経管栄養による誤嚥の検出

酸素化低下を伴う誤嚥を生じた1日目は，気管吸引物の糖濃度は 500 mg/dL 程度となっている．腸管蠕動亢進とギャッチアップに注意した翌日の経管栄養投与では，咽頭で高濃度の糖を検出しているものの，気管吸引物の糖濃度は低く，酸素化低下も伴っていない．

Young PJ : A spoonful of sugar--improving the sensitivity of the glucose oxidase test strip method for detecting subclinical pulmonary aspiration of enteral feed. Anaesth Intensive Care 29(5) : 539-543, 2001. PMID 11669439 より転載

経管栄養に糖を加える

　経管栄養の誤嚥をより検出しやすくするために，10 g の砂糖を 500 mL の経管栄養に加える方法も考案されています（図 22-4）．簡便な方法ですが，経管栄養製剤の糖濃度を 2,000 mg/dL 高めることができ，感度の向上が期待されます．

　この方法により，挿管管理中の経管栄養では 6.9％/日で誤嚥を生じていることが示されましたが，臨床的な所見（PaO_2/FIO_2 ratio が平均 203 から 161 に低下）を伴っているのは 43％のみでしたので[10]，経管栄養の逆流・誤嚥が必ずしも誤嚥性肺炎・誤嚥性肺臓炎となるわけではなく，臨床所見がより大切であることを強調しておきたいと思います．

表 22-3 市販されている尿試験紙法の糖の判定目安

	±	1+	2+	3+	4+	5+
ブドウ糖(mg/dL)	30〜50	70〜100	150〜500	300〜2,000	1,000〜2,000	2,000

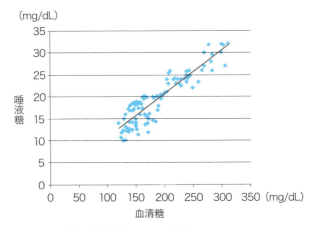

図 22-5 唾液の糖濃度と血糖の関連
Gupta S, et al : Comparison of salivary and serum glucose levels in diabetic patients. J Diabetes Sci Technol 9(1) : 91-96, 2015. PMID 25294888 より転載

　また，この研究では特異度を高めるために，吸引物の糖が血糖より高い場合に陽性という基準を用いています．経管栄養に糖を加えていない場合は試験紙法で(±)でも気管吸引物の糖は陽性と判断しますが，経管栄養に糖を付加した場合は，試験紙法で(1+)以上を陽性とするとよいでしょう(表22-3)．

非挿管患者でも口腔内吸引物で糖を

　挿管管理していない場合，気管吸引物の検査は時として困難です．そのような場合でも，唾液ならば容易に検査できます．経口摂取していない場合の唾液の糖は低値であり，血糖が300〜500 mg/dL程度とならないと，試験紙法では糖は検出できません(図22-5)．そこで，経管栄養中に唾液の糖が検出されれば経管栄養は逆流しており，誤嚥のハイリスク群であると考えることができます．

まとめ

- 経鼻胃管の吸引物のpHが5.0ならば胃内，Bil（3+）ならば十二指腸内に，経鼻胃管が留置されている可能性が高い。

- 経管栄養を投与後に唾液の糖が陽性ならば逆流，気管吸引物の糖が陽性ならば誤嚥，を疑う。

- 血性吸引物や高血糖では，気道分泌物の糖は偽陽性となりうる。

文献

1) Metheny NA, et al : pH and concentration of bilirubin in feeding tube aspirates as predictors of tube placement. Nurs Res 48(4) : 189-197, 1999. PMID 10414681
2) Fernandez RS, et al : Accuracy of biochemical markers for predicting nasogastric tube placement in adults--a systematic review of diagnostic studies. Int J Nurs Stud 47(8) : 1037-1046, 2010. PMID 20399427
3) Metheny NA, et al : Development of a reliable and valid bedside test for bilirubin and its utility for improving prediction of feeding tube location. Nurs Res 49(6) : 302-309, 2000. PMID 11093694
4) Miyano G, et al : Total bilirubin in nasogastric aspirates ; a potential new indicator of postoperative gastrointestinal recovery. Afr J Paediatr Surg 10(3) : 243-245, 2013. PMID 24192468
5) Potts RG, et al : Comparison of blue dye visualization and glucose oxidase test strip methods for detecting pulmonary aspiration of enteral feedings in intubated adults. Chest 103(1) : 117-121, 1993. PMID 8417863
6) Kingston GW, et al : Increased incidence of nosocomial pneumonia in mechanically ventilated patients with subclinical aspiration. Am J Surg 161(5) : 589-592, 1991. PMID 1903241
7) Kinsey GC, et al : Glucose content of tracheal aspirates ; implications for the detection of tube feeding aspiration. Crit Care Med 22(10) : 1557-1562, 1994. PMID 7924365
8) Philips BJ, et al : Factors determining the appearance of glucose in upper and lower respiratory tract secretions. Intensive Care Med 29(12) : 2204-2210, 2003. PMID 14647890
9) Young PJ : A spoonful of sugar--improving the sensitivity of the glucose oxidase test strip method for detecting subclinical pulmonary aspiration of enteral feed. Anaesth Intensive Care 29(5) : 539-543, 2001. PMID 11669439
10) Hussain T, et al : The incidence and immediate respiratory consequences of pulmonary aspiration of enteral feed as detected using a modified glucose oxidase test. Anaesth Intensive Care 31(3) : 272-276, 2003. PMID 12879671
11) Gupta S, et al : Comparison of salivary and serum glucose levels in diabetic patients. J Diabetes Sci Technol 9(1) : 91-96, 2015. PMID 25294888

23 胸水にだって尿試験紙！

Case

患　者：71歳，女性。
現病歴：5日前からの発熱で，救急外来を受診した。体温38.1℃，血圧131/69 mmHg，脈拍数99回/分，呼吸数32回/分。右呼吸音減弱を認める。
　超音波検査にて右胸水を認め，胸腔穿刺を行った。血液ガスの装置がメンテナンス中であり，迅速に結果が得られないが，あなたはその脇に置いてある尿試験紙に目が留まった。

 膿胸の判断に，試験紙法は有用でしょうか？

胸水のpH

　胸水のpH＜7.0～7.2ならば，膿胸や胸腔ドレナージを必要とする複雑性肺炎随伴胸水を疑う1つの目安と考えられています。しかし尿試験紙では，pHは0.5刻みでしか判定することができません。pHが6.5以下であれば，膿胸や複雑性肺炎随伴胸水の可能性が高いですが，pHが7.0と判定された場合は，単純性肺炎随伴胸水との鑑別は困難です（図23-1）。

胸水の糖

　胸水の糖が低くなる疾患には，膿胸，複雑性肺炎随伴胸水，結核性胸膜炎があります（図23-2）。ただし，食道破裂による膿胸の場合は，糖が高くなることがあります。試験紙法では糖が30～50 mg/dLあれば（±）で反応し，70～100 mg/dLで（＋）となります。そこで糖が陰性ならば膿胸，複雑性肺炎随伴胸水，結核性胸膜炎を疑います。糖が（＋）ならばこれらの疾患の可能性は下がりますが，血糖値が高い場合には胸水糖が（＋）でも，これらの疾患を否定することはできません。

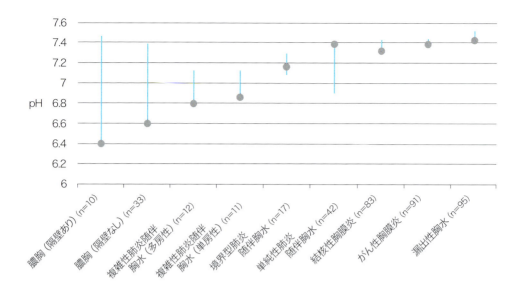

図 23-1　胸水の pH による鑑別（中央値［四分位範囲］）

Alemán C, et al：Polymorphonuclear elastase in the early diagnosis of complicated pyogenic pleural effusions. Respiration 70（5）：462-467, 2003. PMID 14665769 より作成

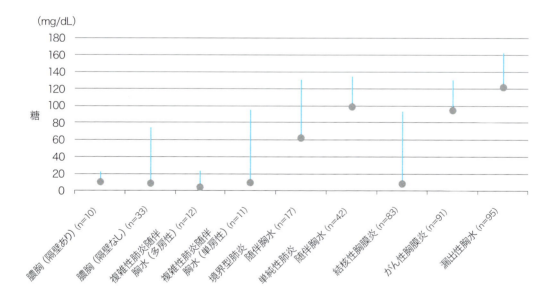

図 23-2　胸水の糖による鑑別（中央値［四分位範囲］）

Alemán C, et al：Polymorphonuclear elastase in the early diagnosis of complicated pyogenic pleural effusions. Respiration 70（5）：462-467, 2003. PMID 14665769 より作成

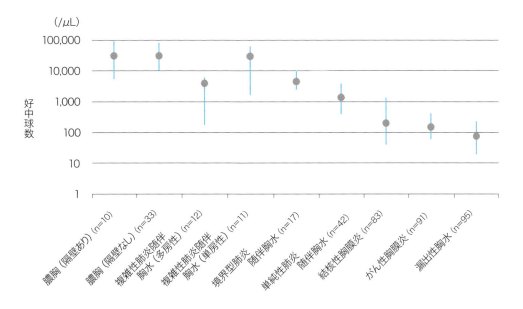

図 23-3 胸水好中球数による鑑別（中央値［四分位範囲］）
Alemán C, et al : Polymorphonuclear elastase in the early diagnosis of complicated pyogenic pleural effusions. Respiration 70(5) : 462-467, 2003. PMID 14665769 より作成

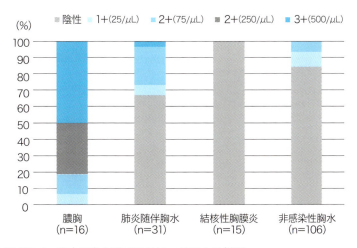

図 23-4 胸水の白血球エステラーゼによる鑑別
Porcel JM, et al : A specific point-of-care screen for infectious pleural effusions using reagent strips. Eur Respir J 37(6) : 1528-1530, 2011. PMID 21632833
Castellote J, et al : Use of reagent strips for the rapid diagnosis of spontaneous bacterial empyema. J Clin Gastroenterol 39(4) : 278-281, 2005. PMID 15758619 より作成

胸水好中球数

　胸水好中球数は細菌感染で高値となります。結核性胸膜炎やがん性胸膜炎では白血球数は増加しますが，リンパ球優位であることが多いため，好中球数はさほど上昇しません（図 23-3）。試験紙法は好中球のエステラーゼに反応するため，細菌感染の診断に向いています。

胸水好中球数のカットオフ値は250〜500/μLで，白血球エステラーゼが(3+)〔製品によっては(2+)〕であれば，膿胸を考えます(図23-4)。白血球エステラーゼが陰性ならば，膿胸は否定的です。

なお，胸水中の亜硝酸塩に関する研究はほとんどありませんが，膿胸の診断に対してはあまり有用ではないようです[4]。

まとめ

- 胸水の糖が陰性であれば，膿胸，複雑性肺炎随伴胸水や結核性胸膜炎を疑う。

- 胸水の白血球エステラーゼが(3+)ならば，膿胸を疑う。

- 胸水の白血球エステラーゼが陰性ならば，膿胸の可能性は低い。

文献

1) Alemán C, et al : Polymorphonuclear elastase in the early diagnosis of complicated pyogenic pleural effusions. Respiration 70(5) : 462-467, 2003. PMID 14665769

2) Porcel JM, et al : A specific point-of-care screen for infectious pleural effusions using reagent strips. Eur Respir J 37(6) : 1528-1530, 2011. PMID 21632833

3) Castellote J, et al : Use of reagent strips for the rapid diagnosis of spontaneous bacterial empyema. J Clin Gastroenterol 39(4) : 278-281, 2005. PMID 15758619

4) Utine GE, et al : Childhood parapneumonic effusions ; biochemical and inflammatory markers. Chest 128(3) : 1436-1441, 2005. PMID 16162740

24 腹水にも尿試験紙を！

Case

患　者：アルコール性肝硬変の既往がある 57 歳，男性。
現病歴：数日で進行する食欲低下，腹部膨満で受診した。発熱はない。腹部全体に軽度の圧痛を認める。
1.5 L の淡黄色腹水を排液したところ，腹部膨満感は消失したが，特発性細菌性腹膜炎は否定できないと考えた。

Q 特発性細菌性腹膜炎の可能性を迅速に判断するには，どうしたらよいでしょうか？

腹水の原因をどのように推測するか？

　一般的に門脈圧亢進（主に肝硬変）による腹水か，それ以外の原因による腹水との鑑別には，Alb gradient を用いるのがよいと考えられています[1]。Alb gradient とは，［血清 Alb］－［腹水 Alb］のことを指し，1.1 g/dL 以上であれば，門脈圧亢進による腹水を疑います。血清 Alb や腹水 Alb の濃度は高いため，残念ながら尿試験紙で Alb gradient を判定することはできません。

　そこで腹水の蛋白，糖，pH を尿試験紙で判定し，漏出性腹水（肝硬変，腎不全，心不全）と浸出性腹水（がん性腹膜炎，腹腔内感染）を鑑別する試みがされましたが，この方法も有用性は証明されませんでした[2]。これらのことから，腹水に対して尿試験紙をルーチンで用いる意義は乏しいです。

　しかし，尿試験紙で腹水の性状を調べることが全く無意味なわけではありません。本章では，試験紙法が有用と考えられる 2 つのシチュエーションを紹介します。

表 24-1　試験紙法による特発性細菌性腹膜炎の診断

	文献数	感度	特異度	LR＋	LR－
白血球エステラーゼ (15/μL)	5	86(80〜100)	91(83〜99)	11(4.9〜53)	0.15(0〜0.20)
白血球エステラーゼ (25/μL)	6	85(65〜88)	95(81〜100)	18(4.6〜220)	0.16(0.12〜0.35)
白血球エステラーゼ (70〜75/μL)	19	89(45〜100)	99(86〜100)	57(6.4〜∞)	0.11(0〜0.55)
白血球エステラーゼ (125〜250/μL)	3	90(89〜92)	100(93〜100)	∞(13〜∞)	0.11(0.08〜0.11)
白血球エステラーゼ (500/μL)	2	67〜98	89〜100	9.2〜∞	0.03〜0.33
亜硝酸塩[6]	1	13(2〜42)	94(82〜98)	2.1(0.39〜12)	0.92(0.76〜1.1)

Gold standard は，腹水中の好中球数＞250/μL±培養結果

Nguyen-Khac E, et al : Review article : the utility of reagent strips in the diagnosis of infected ascites in cirrhotic patients. Aliment Pharmacol Ther 28(3) : 282-288, 2008. PMID 19086234
Koulaouzidis A : Diagnosis of spontaneous bacterial peritonitis ; an update on leucocyte esterase reagent strips. World J Gastroenterol 17 (9) : 1091-1094, 2011. PMID 21448413
Torun S, et al : Evaluation of leukocyte esterase and nitrite strip tests to detect spontaneous bacterial peritonitis in cirrhotic patients. World J Gastroenterol 13(45) : 6027-6030, 2007. PMID 18023094
Akman S, et al : Value of the urine strip test in the early diagnosis of bacterial peritonitis. Pediatr Int 47(5) : 523-527, 2005. PMID 16190958
より作成

特発性細菌性腹膜炎を疑えば尿試験紙を！

　特発性細菌性腹膜炎は，主に腹水を伴う肝硬変患者に併発する合併症ですが，臨床診断が難しいことでも知られています。そこで，ベッドサイドでも迅速に行える尿試験紙（白血球エステラーゼ定性）の有用性が期待されています。特発性細菌性腹膜炎の診断は，腹水中の好中球数≧250/μL で行うことが多いですが，試験紙法で行う場合のカットオフは 70〜75/μL 相当とする報告が多く（表 24-1），これは白血球エステラーゼが（1＋）もしくは（2＋）に相当します。腹水細胞数検査におけるカットオフ値と試験紙法におけるカットオフ値が異なる理由は，胸水や腹水では，尿と比較して蛋白濃度が高いために，試験紙法における白血球エステラーゼ反応が起こりにくいことで説明できます。

　なお，特発性細菌性腹膜炎における腹水は，尿路感染における尿と比較して細菌密度が低いため，亜硝酸塩は診断にあまり有用ではありません。

　腹膜透析患者の腹膜炎に対しては，腹水中の白血球数≧100/μL かつ好中球≧50％ を定義とすることが多く，白血球エステラーゼは（±）でも陽性と判断すべきです[6]。

腹部外傷患者における診断的腹腔洗浄にも有用

　腹部外傷患者では，カテーテルを通して 37℃ に温めた生理的食塩水を，腹腔内に 1,000 mL 注入する診断的腹腔洗浄が行われることがあります。回収液で RBC≧10×10⁴/μL ならば腹腔内出血，白血球数が多かったりアミラーゼや ALP が高値ならば消化管損傷，ALT が高値ならば肝損傷を疑うことができますが，試験紙で迅速判断する報告もあ

表 24-2　腹部外傷患者における診断的腹腔洗浄による内臓損傷の診断

	感度	特異度	LR+	LR−
蛋白(4+)(≧1 g/L)，白血球(3+)(>500/μL)，ビリルビン陽性のいずれか[7]	98(86〜100)	95(84〜99)	18(6.0〜54)	0.03(0〜0.18)
蛋白(4+)(≧1 g/L)かつ白血球(3+)(>500/μL)[8]	100(82〜100)	87(65〜97)	7.7(2.7〜22)	0

Githaiga JW, et al : Diagnostic peritoneal lavage in the evaluation of abdominal trauma using the dipstick. East Afr Med J 79(9) : 457-460, 2002. PMID 12625685
Muckart DJ, et al : Evaluation of diagnostic peritoneal lavage in suspected penetrating abdominal stab wounds using a dipstick technique. Br J Surg 78(6) : 696-698, 1991. PMID 2070238 より作成

ります(表24-2)。最適な基準は定まっていませんが，白血球エステラーゼや蛋白が強陽性ならば，内臓損傷を疑うべきです。

- 腹水の白血球エステラーゼが陽性ならば，特発性細菌性腹膜炎を疑う。
- 診断的腹腔洗浄液で白血球エステラーゼや蛋白が強陽性ならば，内臓損傷を疑う。

文献

1) Runyon BA, et al : The serum-ascites albumin gradient is superior to the exudate-transudate concept in the differential diagnosis of ascites. Ann Intern Med 117(3) : 215-220, 1992. PMID 1616215
2) Heidari K, et al : Differentiation of exudate from transudate ascites based on the dipstick values of protein, glucose, and pH. Am J Emerg Med 31(5) : 779-782, 2013. PMID 23465869
3) Nguyen-Khac E, et al : Review article : the utility of reagent strips in the diagnosis of infected ascites in cirrhotic patients. Aliment Pharmacol Ther 28(3) : 282-288, 2008. PMID 19086234
4) Koulaouzidis A : Diagnosis of spontaneous bacterial peritonitis : an update on leucocyte esterase reagent strips. World J Gastroenterol 17(9) : 1091-1094, 2011. PMID 21448413
5) Torun S, et al : Evaluation of leukocyte esterase and nitrite strip tests to detect spontaneous bacterial peritonitis in cirrhotic patients. World J Gastroenterol 13(45) : 6027-6030, 2007. PMID 18023094
6) Akman S, et al : Value of the urine strip test in the early diagnosis of bacterial peritonitis. Pediatr Int 47(5) : 523-527, 2005. PMID 16190958
7) Githaiga JW, et al : Diagnostic peritoneal lavage in the evaluation of abdominal trauma using the dipstick. East Afr Med J 79(9) : 457-460, 2002. PMID 12625685
8) Muckart DJ, et al : Evaluation of diagnostic peritoneal lavage in suspected penetrating abdominal stab wounds using a dipstick technique. Br J Surg 78(6) : 696-698, 1991. PMID 2070238

関節液にも，爪にも，血液にも尿試験紙を！

Case

患者：80歳，女性。
現病歴：本日より右膝痛が出現した。変形性関節症の既往があり，両膝にヒアルロン酸の関節内投与を度々受けている。外傷の既往はない。体温37.4℃。右膝関節に熱感・腫脹・圧痛・可動域制限を認める。単純X線写真にて軟骨の石灰化を認めた。

 Q 単関節炎では，三大原因である外傷，化膿性関節炎，結晶性関節炎を鑑別することが大切です。特に後二者の診断には関節穿刺が重要ですが，関節液をベッドサイドで迅速に検査する方法はあるのでしょうか？

関節液に尿試験紙法

　関節炎の鑑別で最も重要なのは，化膿性関節炎の除外です。化膿性関節炎では，関節液の白血球数が20,000〜50,000/μL以上になるのが典型的です。そこで尿試験紙の白血球エステラーゼ反応を利用して，簡便に化膿性関節炎をスクリーニングする方法が知られています。

　最も大規模な研究の結果によると，白血球エステラーゼが75/μL（1+〜2+相当）以上で，糖が陰性ならば化膿性関節炎を非常に強く示唆します（図25-1）。一方，白血球エステラーゼが陰性もしくは糖が50 mg/dL（±相当）以上あれば，化膿性関節炎は否定的です。なお，血液混入を避けるため遠心（6,600回転/分で120〜180秒）し，上澄みを検体として用いるのが望ましいです[2]。

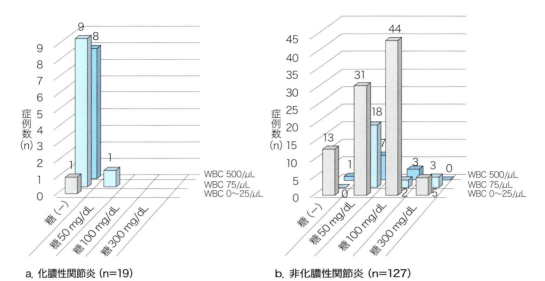

図 25-1　試験紙法による化膿性関節炎の診断

a. 化膿性関節炎（n=19）　　b. 非化膿性関節炎（n=127）

Omar M, et al：Preliminary results of a new test for rapid diagnosis of septic arthritis with use of leukocyte esterase and glucose reagent strips. J Bone Joint Surg Am 96(24)：2032-2037, 2014. PMID 25520336　より作成

表 25-1　人工関節置換術後の化膿性関節炎の診断

	感度	特異度	LR+	LR−
白血球エステラーゼ≧1＋（70〜75/μL）	79〜94	81〜97	4.1〜31	0.07〜0.25
白血球エステラーゼ≧2＋（125/μL）	81.8	92.9	12	0.20
白血球エステラーゼ≧3＋（500/μL）	66〜81	97〜100	23〜∞	0.19〜0.35
糖陰性（＜90 mg/dL）	56	90	5.7	0.49

De Vecchi E, et al：Leucocyte esterase, glucose and C-reactive protein in the diagnosis of prosthetic joint infections；a prospective study. Clin Microbiol Infect 22(6)：555-560, 2016. PMID 27040804
Shafafy R, et al：Use of leukocyte esterase reagent strips in the diagnosis or exclusion of prosthetic joint infection. Bone Joint J 97-B(9)：1232-1236, 2015. PMID 26330590
Parvizi J, et al：Diagnosis of periprosthetic joint infection：the utility of a simple yet unappreciated enzyme. J Bone Joint Surg Am 93(24)：2242-2248, 2011. PMID 22258769
Tischler EH, et al：Leukocyte esterase strip test：matched for musculoskeletal infection society criteria. J Bone Joint Surg Am 96(22)：1917-1920, 2014. PMID 25410511　より作成

人工関節置換術後でも尿試験紙法は有用

　人工関節置換術後の感染は非常に大きな問題であるため，数多くの研究がされていますが，100症例以上の報告をまとめると表25-1のようになり，非術後患者と同様に，白血球エステラーゼが1＋以上もしくは糖が陰性ならば，化膿性関節炎を疑うべきであると言えます。

爪にも尿試験紙！？

　話は変わりますが，関節液以外の検体に対する尿試験紙法の活用も紹介します。
　爪が黒色変性しており外傷歴が明らかでない場合には，試験紙法が有用との報告があり

ます[7]。試験紙と爪を水で濡らし，爪をこする，もしくは削り，試験紙法で潜血反応を確認し，潜血反応が陰性であれば，古い血腫ではなく，メラノーマなど他の色素性病変を考える必要があります[7]。

血液にも尿試験紙!?

　20，40，80，120，180，240，400，800 mg/dL を識別できるように作られた血液用の試験紙を用いれば，血糖も調べることができます[8]。より正確な簡易血糖測定器が広く普及しているため，試験紙を用いる必要は通常ありませんが，訪問診療で低血糖が疑われるが血糖測定できないような場合には，尿試験紙でおおよその血糖を確認してみる価値はあるかもしれません。

　また，試験紙で血液製剤の細菌汚染を調べることもできます。血液製剤の細菌汚染は血小板製剤で多いことがわかっていますが，肉眼的所見は緑色変色，凝固物析出，スワーリング（血小板製剤を蛍光灯などにかざしながらゆっくりと撹拌した時，渦巻き状のパターンが見られる現象）消失が知られています[9]。試験紙による細菌汚染の迅速なチェック方法としては，製剤の pH 低下や糖低下がないかを確認します。血小板製剤にスクリーニングを行った報告では，pH<7.0 あるいは糖<250 mg/dL となるのは全体の 0.36〜0.97％ですが，それらのうち細菌汚染が確認されたのは 0〜7％のみです[10, 11]。そのため，スクリーニングとしてルーチンに行うべきとはいえず，血小板製剤の肉眼的所見や投与中に発熱が見られた場合など，「細菌汚染が疑われた時の迅速確認法」という位置づけが妥当でしょう。

まとめ

● 関節液で白血球エステラーゼ陽性や糖陰性ならば，化膿性関節炎を疑う。

● 爪の黒色変性を削って潜血陰性ならば，メラノーマを疑う。

● 血液検体で血糖の推測ができる。

● 血小板製剤の pH や糖が低ければ，細菌汚染を疑う。

文献

1) Omar M, et al : Preliminary results of a new test for rapid diagnosis of septic arthritis with use of leukocyte esterase and glucose reagent strips. J Bone Joint Surg Am 96(24) : 2032-2037, 2014. PMID 25520336

2) Aggarwal VK, et al : Leukocyte esterase from synovial fluid aspirate ; a technical note. J Arthroplasty 28(1) : 193-195, 2013. PMID 22868070

3) De Vecchi E, et al : Leucocyte esterase, glucose and C-reactive protein in the diagnosis of prosthetic joint infections : a prospective study. Clin Microbiol Infect 22(6) : 555-560, 2016. PMID 27040804

4) Shafafy R, et al : Use of leucocyte esterase reagent strips in the diagnosis or exclusion of prosthetic joint infection. Bone Joint J 97-B(9) : 1232-1236, 2015. PMID 26330590

5) Parvizi J, et al : Diagnosis of periprosthetic joint infection : the utility of a simple yet unappreciated enzyme. J Bone Joint Surg Am 93(24) : 2242-2248, 2011. PMID 22258769

6) Tischler EH, et al : Leukocyte esterase strip test : matched for musculoskeletal infection society criteria. J Bone Joint Surg Am 96(22) : 1917-1920, 2014. PMID 25410511

7) Huang YH, et al : Medical pearl : subungual hematoma : a simple and quick method for diagnosis. J Am Acad Dermatol 54(5) : 877-878, 2006. PMID 16635671

8) Scott PA, et al : Accuracy of reagent strips in detecting hypoglycemia in the emergency department. Ann Emerg Med 32(3 Pt 1) : 305-309, 1998. PMID 9737491

9) Nagumo H, et al : Current status and prevention of bacterial contamination of blood products. Japanese J Transfus Cell Ther 60(1) : 3-11, 2014.

10) Werch JB, et al : Detecting bacteria in platelet concentrates by use of reagent strips. Transfusion 42(8) : 1027-1031, 2002. PMID 12385414

11) Clark P, et al : Imported platelets demonstrate decreased pH and glucose by reagent strip testing when compared to locally derived platelets. Ann Clin Lab Sci 36(4) : 443-446, 2006. PMID 17127732

略語一覧

略語	欧文	和文
α_1MG	α_1-microglobulin	α_1-ミクログロブリン
β_2MG	β_2-microglobulin	β_2-ミクログロブリン
γGTP	γ-glutamyl transpeptidase	γ-グルタミルトランスペプチダーゼ
ADH	antidiuretic hormone, vasopressin	抗利尿ホルモン，バソプレシン
AG	anion gap	アニオンギャップ
AKIN	Acute Kidney Injury Network	
Alb	albumin	アルブミン
ALT	alanine aminotransferase	アラニンアミノトランスフェラーゼ
ANCA	anti-neutrophil cytoplasmic antibody	抗好中球細胞質抗体
AST	aspartate aminotransferase	アスパラギン酸アミノトランスフェラーゼ
AUROC	area under receiver operating characteristic	
BUN	blood urea nitrogen	血液尿素窒素
CAKUT	congenital anomalies of the kidney and urinary tract	先天性腎尿路奇形
CCr	creatinine clearance	クレアチニンクリアランス
CFU	colony-forming unit	コロニー形成単位
CPK	creatine phosphokinase	クレアチンホスホキナーゼ
Cr	creatinine	クレアチニン
CSWS	cerebral salt wasting syndrome	中枢性塩類喪失症候群
CT	computed tomography	コンピュータ断層撮影
FEK	fractional excretion of K	カリウム排泄分画
FENa	fractional exretion of sodium	ナトリウム排泄分画
FEUA	fractional urinary excretion of uric acid	尿酸排泄分画
FE-UN	fractional excretion of urea nitrogen	尿素窒素排泄分画
FIO$_2$	fractional concentration of inspired oxygen	吸気酸素濃度
GFR	glomerular filtration rate	糸球体濾過量
Hb	hemoglobin	ヘモグロビン
hCG	human chorionic gonadotropin	ヒト絨毛性ゴナドトロピン
HPF	high power field	強拡大の視野
ICU	intensive care unit	集中治療室
IgA	immunoglobulin A	免疫グロブリン A
IgG	immunoglobulin G	免疫グロブリン G
IgM	immunoglobulin M	免疫グロブリン M
LDH	lactate dehydrogenase	乳酸脱水素酵素
L-FABP	liver type fatty acid binding protein	尿中 L 型脂肪酸結合蛋白
LPF	low power field	弱拡大の視野
MCV	mean corpuscular volume	平均赤血球容積
NAD$^+$	nicotinamide adenine dinucleotide(oxidized form)	ニコチンアミドアデニンジヌクレオチド酸化型
NADH	nicotinamide adenine dinucleotide(reduced form)	ニコチンアミドアデニンジヌクレオチド還元型

略語	欧文	和文
NAG	N-acetyl-β-D-glucosaminidase	N-アセチル-β-D-グルコサミニダーゼ
NGAL	urinary neutrophil gelatinase-associated lipocalin	尿中好中球ゼラチナーゼ結合性リポカリン
NSAIDs	nonsteroidal antiinflammatory drugs	非ステロイド性抗炎症薬
PaO$_2$	arterial partial pressure of oxygen	動脈血酸素分圧
PPI	proton pump inhibitor	プロトンポンプ阻害薬
RBC	red blood cell	赤血球
RBP	retinol binding protein	レチノール結合蛋白質
RTA	renal tubular acidosis	尿細管性アシドーシス
SGLT2	sodium/glucose cotransporter2	ナトリウム/グルコース共輸送体2
SI	glomerular selectivity index	糸球体選択指数
SIADH	syndrome of inappropriate secretion of ADH	バソプレシン分泌不適切症候群
SpO$_2$	percutaneous oxygen saturation	経皮的動脈血酸素飽和度
SSRI	selective serotonin reuptake inhibitor	選択的セロトニン再取込み阻害薬
TCA	tricyclic antidepressants	三環系抗うつ薬
Tf	transferrin	トランスフェリン
TP	total protein	総蛋白
t-PA	tissue plasminogen activator	組織プラスミノゲンアクチベーター
TTKG	transtubular potassium concentration gradient	尿細管内外カリウム濃度勾配
UN	urea nitrogen	尿素窒素
WBC	white blood cell	白血球
WF	whole field	全視野

巻末付録：尿以外の検体への尿試験紙法の応用

本書で取り扱った尿以外の検体への尿試験紙法の活用方法をまとめます。

髄液
・白血球エステラーゼ陽性であれば髄膜炎の可能性が高い
・白血球エステラーゼ(3+)、蛋白(2+)以上、糖陰性、亜硝酸塩陽性は細菌性髄膜炎を示唆する
・潜血が陰性ならば、くも膜下出血は否定的である

涙液
・酸・アルカリによる化学眼損傷の診断や治療評価の参考になる
・涙液中の白血球エステラーゼや潜血反応は角結膜の炎症や損傷を示唆する
・涙液糖が陽性ならば高血糖が存在する可能性が高い

喀痰
・高比重、白血球エステラーゼ陽性は良質な喀痰であることを示唆する
・喀血と吐血の鑑別に pH 測定が役立つ

経鼻胃管
・吸引物の pH が 5.0 ならば胃内、Bil(3+)ならば十二指腸内に留置されている可能性が高い。

経管栄養
・経管栄養を投与後に唾液の糖が陽性ならば逆流、気管吸引物の糖が陽性ならば誤嚥を疑う。
・血性吸引物や高血糖では気道分泌物の糖は偽陽性となりえる。

腹水
・腹水の白血球エステラーゼが陽性ならば特発性細菌性腹膜炎を疑う
・診断的腹腔洗浄液で白血球エステラーゼや蛋白が強陽性ならば内臓損傷を疑う

血小板製剤
・pH や糖が低ければ細菌汚染を疑う

血液
・血液検体で血糖の推測ができる

鼻汁
・髄液鼻漏の診断には鼻汁の糖よりも double ring sing が有用である
・鼻汁の白血球エステラーゼ定性・蛋白・亜硝酸塩の強陽性とアルカリ性鼻汁は副鼻腔炎を示唆する

胸水
・胸水の糖が陰性であれば複雑性肺炎随伴胸水／膿胸や結核性胸膜炎を疑う
・胸水の白血球エステラーゼが(3+)ならば膿胸を疑う
・胸水の白血球エステラーゼが陰性ならば膿胸の可能性は低い

爪
・爪の黒色変性を削って潜血陰性ならばメラノーマを疑う

羊水
・羊水の白血球エステラーゼが陽性ならば羊水感染を疑う

関節液
・関節液で白血球エステラーゼ陽性や糖陰性ならば化膿性関節炎を疑う

腟分泌物
・腟分泌物、子宮頚管分泌物における白血球エステラーゼ陽性は淋菌・クラミジア感染診断の参考となる。
・妊娠後期において腟分泌物 pH≧6.5 ならば破水を疑う

索引

数字・欧文

数　ギリシャ

2 号液	123
3 歳児検尿	108
β_2MG	15, 110

A

A-aDO$_2$（肺胞気・動脈血酸素分圧較差）	19
ABO 型不適合輸血	32
Aerococcus urinae	68
AG（尿アニオンギャップ）	51
Alport 症候群	109
ANCA（antineutrophil cytoplasmic antibody）関連血管炎	4

B　C

Bence Jones 蛋白	16
CAKUT（先天性腎尿路奇形）	108
Candida	68, 71
champagne tap	131
CKD	1
Clostridium perfringens	71

D　E

double ring sign	137

Enterococcus spp.　60
Escherichia coli　60, 71

F

Fanconi 症候群	75
FE-UN	41
FENa	39
FEUA	117

G　H

GFR（glomerular filtration rate）	74
Hansel 染色	46

I　K

IgA 腎症	4
Klebsiella pneumoniae	60, 71

L　M

L-FABP（尿中 L 型脂肪酸結合蛋白）	45
MCV（mean corpuscular volume）	29
Morganella morganii	60
Mycoplasma genitalium	64
Mycoplasma hominis	64

N　O

NADH/NAD$^+$比（ニコチンアミ

ドアデニンジヌクレオチド還元型/酸化型比）　80
NGAL（尿中好中球ゼラチナーゼ結合性リポカイン）　45
nutcracker 症候群　8
oxyhyperglycemia　75

P

pneumaturia	71
PNH（発作性夜間血色素尿症）	32
postprandial alkaline tide	49
Proteus mirabilis	60
Pseudomonas aeruginosa	60
purple urine bag syndrome	91

S　T

SI（selectivity index）	17
Tamm-Horsfall 蛋白	8
traumatic tap	130
TTKG（transtubular potassium concentration gradient）	124

U

Ureaplasma urealyticum	64
Uroscopy	87

和文

あ

アシドーシス	48
アスコルビン酸	23, 58, 74
アスパラガス	67
アセトン臭	78
アルカプトン尿症	91
アルカリ尿	49, 60
アルカレミア	49
アルコール性ケトアシドーシス	80
アルブミン尿	14
アンフェタミン	93
亜硝酸塩	57, 58, 129
悪性黒色腫	90
悪性腫瘍と血尿	29

い

イソ吉草酸血症	68
イヌを用いた検査	69
胃酸過多	49
胃切除後	75
意識障害	19

え

エムニケーター®	106
円柱	43

お

黄褐色尿	82
嘔吐	54, 122, 124
横紋筋融解症	25

か

カンジダ腟症	63
化学眼損傷	134
化膿性関節炎	158
過食嘔吐症	55
顆粒円柱	42, 43
外傷	158
核酸同定検査	64
喀痰	140
喀痰細胞診	143
学校検尿	3, 108
肝機能障害の予測	85
肝硬変	156
肝細胞障害	84
寒冷凝集素症	32
感染後糸球体腎炎	4
関節液	158

き

気腫性尿路感染	71
気尿	71

起立性蛋白尿	8	高齢者の脱水	36	赤血球円柱	43
寄生虫	94	黒色尿	90	赤血球破砕症候群	32
黄～赤色の着色尿	88	骨折	19	先天性腎尿路奇形（CAKUT）	
偽性低ナトリウム血症	114				108
偽陽性・偽陰性，尿試験紙		**さ**		先天性代謝疾患	67
法の	23	サラゾスルファピリジン	21	前立腺癌	69
喫煙者	29	── による着色尿	89		
急性間質性腎炎	46	細菌性髄膜炎	128, 132	**そ**	
急性腎障害	52	細菌性腟症	63	早朝尿	7, 10
── のバイオマーカー	45	細菌尿の判断	57	造影剤腎症	40
急性腎不全	66	最大希釈尿	36		
急性尿細管壊死	37	最大濃縮尿	36	**た**	
魚臭症	68			多発性骨髄腫	16
胸水	151	**し**		代謝性アルカローシス	
── の好中球数	153	シスチン結晶	52		41, 54, 124
── の糖	151	シュウ酸カルシウム結晶	52	体臭からわかる先天性代謝	
		シュウ酸カルシウム結石	49	性疾患	67
く		糸球体腎炎	37, 111	大腸菌	60
クラッシュ症候群	25	糸球体性血尿	27	大動脈解離	1
クラミジア	63	── の鑑別	28	脱水	34
── 感染	64	糸球体濾過量（GFR）	74	脱水補給液	123
クレアチニン	13	脂肪円柱	43	単関節炎	158
くも膜下出血	130	脂肪塞栓症	19	胆道完全閉塞	84
屈折率法	34	試験紙法	34, 58	蛋白尿	1, 14
		十二指腸潰瘍	49		
け		住血吸虫症	46	**ち**	
ケトアシドーシス	77	絨毛膜羊膜炎	104	腟分泌物の pH，妊婦の	105
経管栄養	145	小児における尿路感染	59	着色痰	140
── の逆流	147	小児の検尿	108	着色尿	21
経鼻胃管の位置確認	145	消石灰	134	──，薬剤による	87
軽鎖病	16	硝酸塩	57	中枢性塩類喪失症候群	117
血液	158	硝子円柱	43	腸球菌	58, 60
血液透析	72	上皮円柱	43		
血管外溶血	32	食後高血糖	75	**つ**	
血管内溶血	32	診断的腹腔洗浄	156	つわり	99
血清尿酸値	115	腎癌	30	爪	158
血尿	1, 21, 22	腎硬化症	2	鶴田の診断基準	19
── と悪性腫瘍	29	腎生検	8		
── の 4 大原因	27	腎性糖尿	75	**て**	
結核性胸膜炎	151	腎前性腎不全	39	デーデルライン桿菌	105
結晶性関節炎	158			低 K 血症	48, 120
結膜炎	135	**す**		低 Na 血症	36, 114
顕微鏡的血尿	9	スポット尿	119	── の鑑別	115
── の原因疾患	28	ズダンⅢ染色	19	鉄錆色痰	142
		水酸化カルシウム	134	点状出血	19
こ		随時尿での尿蛋白量評価	9		
呼気臭	72	髄液検査	132	**と**	
呼吸不全	19	髄液所見	128	トライエージ®DOA	93
誤嚥性肺炎	148	髄液糖	132	トリコモナス腟症	63
誤嚥性肺臓炎	148	髄液の潜血反応	130	トリメチルアミン尿症	68
甲状腺機能亢進症	75	髄液鼻漏	137	吐血	142
甲状腺機能低下症	114	── の診断	135	等張尿	36
好酸球尿	46	髄膜炎	128	糖尿病	73
高 Ca 尿	51			糖尿病性ケトアシドーシス	
高 Cl 性代謝性アシドーシス		**せ**			77
	51	成人女性における尿路感染		糖尿病性腎症	2, 14
高 K 血症における尿所見	127		59	特発性細菌性腹膜炎	155, 156
高 K 性 RTA	51	性感染症	63		
高血糖	73	青色尿	88		

索　引　169

な　に

涙	134
ニコチンアミドアデニンジヌクレオチド還元型/酸化型比（NADH/NAD$^+$比）	80
ニトラジンイエロー	106
ニラ	67
ニンニク	67
肉眼的血尿	9
── の原因疾患	28
乳糜尿	94
尿	
── への K 排泄	121
── の pH	48, 60
── の泡立ち	7
── の濃さ	34
尿 Cl	41, 54
尿 Na	115
尿アニオンギャップ（AG）	51
尿以外の検体への尿試験紙法の応用	165
尿ウロビリノーゲン	82
尿管癌	30
尿ケトン体	77, 99
尿検体の保存	94
尿細管障害	36
尿細管性アシドーシス	51
── の分類	52
尿細胞診	29
尿酸結晶	52
尿酸結石	50
尿試験紙	134, 140, 151, 155, 158
尿試験紙法	
── による蛋白尿の検出	9
── の応用，尿以外の検体への	165
尿臭	66
── の変化	67
尿所見による尿管結石の診断	29
尿浸透圧	34
尿潜血陽性	21
尿蛋白	7, 97
尿中 β$_2$ ミクログロブリン	15
尿中 K 排泄	121
尿中 L 型脂肪酸結合蛋白（L-FABP）	45
尿中クレアチニン排泄量	13
尿中好中球ゼラチナーゼ結合性リポカリン（NGAL）	45
尿中脂肪滴	19
尿中トリグリセリド	95
尿中妊娠反応検査	103
尿沈渣	58
尿糖	73
尿毒症	72

尿比重	34
尿ビリルビン	82
尿崩症	36
尿路感染	27
──, 小児における	59
── による尿臭	68
── の起因菌	56
尿路感染症の診断	56
尿路結石	27, 49
── と血尿	29
妊娠悪阻	99
妊娠高血圧症候群	97
妊娠高血圧腎症	97
妊娠糖尿病	99
妊婦	
── の尿検査	96
── の無症候性血尿	23
── の無症候性細菌尿	56
妊婦腟分泌物の pH	105

ね　の

ネフローゼ症候群	7, 17
濃縮尿	7
膿胸	151
膿性痰	140
膿尿の判断	57

は

破水	106
肺塞栓症	19
肺胞気・動脈血酸素分圧較差（A-aDO$_2$）	19
白色便	84
白血球エステラーゼ	128, 141
白血球エステラーゼ反応，女性における	63
白血球円柱	43
鼻水	134

ひ

ビーツ	21
ビリルビン尿	82
菲薄基底膜病	4
微量アルブミン尿	14
鼻汁糖	135

ふ

フィラリア	94
フェニルケトン尿症	67
ブドウ球菌	58
副腎不全	114
副鼻腔炎	137
腹水	155
腹部外傷	156
複雑性肺炎随伴胸水	151

へ

ヘモグロビン腎症	40
ヘモグロビン尿	22, 32

ヘモジデリン尿	32
ベンス・ジョーンズ（BenceJones）蛋白	16
閉塞性黄疸	84
変形赤血球	28

ほ

ポルフィリア症	90
膀胱癌	27, 69
── の診断	30
── の罹患率	30
膀胱鏡	29
発作性夜間血色素尿症（PNH）	32

ま

膜性増殖性糸球体腎炎	4
末期腎不全発症の予測因子	2
慢性糸球体腎炎	2
慢性腎障害	40
慢性腎臓病	1

み

ミオグロビン腎症	40
ミオグロビン尿	22, 25

む

無症候性血尿	23
──, 妊婦の	99
無症候性細菌尿	56
──, 妊婦の	100
無症候性蛋白尿	111
紫色採尿バッグ症候群	91

め

メープルシロップ尿症	67
メチルクロトニルグリシン尿症	68
メトロニダゾールによる黒色尿	90
メラニン尿	90

や行

薬剤による着色尿	87
薬物乱用	93
有棘赤血球	29
── による糸球体性血尿の診断	29
溶血	32
溶血性貧血	83

ら行

リファンピシン	21
リン酸カルシウム結石	49
リン酸マグネシウムアンモニウム結晶	52
リン酸マグネシウムアンモニウム結石	50
利尿薬	41, 123

緑色痰	142	淋菌	63	連鎖球菌	58
緑色尿	88	淋菌感染	64		
緑膿菌	57, 60	涙液	135		